AF648558

Pflege PRAXIS

Margarete Stöcker

Schwierige Situationen mit Fallbesprechungen meistern

Die besten Maßnahmen bei »herausforderndem« Verhalten von Menschen mit Demenz und psychischen Erkrankungen

In nur 20 Minuten zur Problemlösung

schlütersche

Margarete Stöcker ist Krankenschwester und Fachkrankenschwester für Psychiatrie, Diplom-Pflegewirtin und Master of Arts im Gesundheitswesen, Master of Science Gesundheitspsychologie, Heilpraktiker für Psychotherapie, Mimikresonanz®-Trainer und Coach. Sie ist Inhaberin des Bildungsinstitutes Fortbildungvorort, Inhouse-Schulungen für Gesundheitsberufe.

»Sie können zu einer tragfähigen Beziehung beitragen, indem Sie die Ihnen anvertrauten Menschen akzeptieren und wertschätzen. Das ist es, was alle Menschen brauchen.«

MARGARETE STÖCKER

Bibliografische Information der Deutschen Nationalbibliothek
Die Deutsche Nationalbibliothek verzeichnet diese Publikation in der Deutschen Nationalbibliografie; detaillierte bibliografische Daten sind im Internet über http://dnb.de abrufbar.

ISBN 978-3-8426-0904-4 (Print)
ISBN 978-3-8426-9200-8 (PDF)
ISBN 978-3-8426-9201-5 (EPUB)

Originalauflage

© 2024 Schlütersche Fachmedien GmbH, Hans-Böckler-Allee 7, 30173 Hannover
www.schluetersche.de

Aus Gründen der besseren Lesbarkeit wurde in diesem Buch gelegentlich die männliche Form gewählt, nichtsdestoweniger beziehen sich Personenbezeichnungen gleichermaßen auf Angehörige des männlichen und weiblichen Geschlechts sowie auf Menschen, die sich keinem Geschlecht zugehörig fühlen.
Autorin und Verlag haben dieses Buch sorgfältig erstellt und geprüft. Für eventuelle Fehler kann dennoch keine Gewähr übernommen werden. Weder Autorin noch Verlag können für eventuelle Nachteile oder Schäden, die aus in diesem Buch vorgestellten Erfahrungen, Meinungen, Studien, Therapien, Medikamenten, Methoden und praktischen Hinweisen resultieren, eine Haftung übernehmen. Insgesamt bieten alle vorgestellten Inhalte und Anregungen keinen Ersatz für eine medizinische Beratung, Betreuung und Behandlung.
Etwaige geschützte Warennamen (Warenzeichen) werden nicht besonders kenntlich gemacht. Daraus kann nicht geschlossen werden, dass es sich um freie Warennamen handelt.
Alle Rechte vorbehalten. Das Werk ist urheberrechtlich geschützt. Jede Verwertung außerhalb der gesetzlich geregelten Fälle muss vom Verlag schriftlich genehmigt werden.

Lektorat: Claudia Flöer, Text & Konzept Flöer
Covermotiv: Robert Kneschke – stock.adobe.com
Covergestaltung und Reihenlayout: Lichten, Hamburg
Satz: Sandra Knauer Satz · Layout · Service, Garbsen
Druck und Bindung: Salzland Druck GmbH & Co. KG, Staßfurt

Inhalt

Vorwort

Wenn Sie dieses Buch in ihren Händen halten, heißt das, dass Sie die ein oder andere sog. »herausfordernde Situation« kennen. Aber was bedeutet das? Was ist ein herausforderndes Verhalten und wer fordert wen heraus? Ist das Verhalten, die Situation wirklich »herausfordernd« oder zeigt ein Mensch ein (noch) nicht erkanntes Bedürfnis?

In diesem Buch stelle ich Ihnen mehr als 50 Fälle aus der Praxis vor – und wie heißt es immer im Vorspann von Filmen »Ähnlichkeiten mit bekannten Personen sind rein zufällig!«

Die Fallbeispiele sind so aufgebaut, dass zunächst biografische Daten des Bewohners vorgestellt werden und anschließend die Situation. Sie finden unterschiedliche Sichtweisen, einmal die mögliche Perspektive des Bewohners, die mögliche Perspektive der Umgebung/der Tätigen und die mögliche Perspektive der Angehörigen. Selbstverständlich gibt es mehrere Möglichkeiten und Optionen! Die in diesem Buch vorgestellten Tipps sind Alternativen und mögliche Handlungsmöglichkeiten. Es geht nicht um »richtig oder falsch«, sondern um Optionen. Ich möchte Ihnen Mut machen, neue (eigene) Wege zu beschreiten.

Selbstverständlich kennen Sie Ihre Bewohner*innen, dennoch möchte ich Sie ermutigen, auch andere Perspektiven einzunehmen. Erst wenn Sie etwas Neues ausprobiert haben, werden Sie sehen, ob es passt. Nach dem Motto: *»Wenn ich ein Lebensmittel nicht kenne, muss ich mindestens einmal reinbeißen, um zu wissen, ob es schmeckt oder nicht.«*

Bitte bedenken Sie: Menschen brauchen immer etwas Zeit, um Veränderungen anzunehmen. Besonders Menschen mit psychiatrischen Krankheitsbildern brauchen Routine.[1] Die hier beschriebenen Sichtweisen der Bewohner*innen beziehen sich auf vorhandene biografische Aussagen.

---

[1] Vgl. Stöcker M (2022b): Pflege bei psychiatrischen Krankheitsbildern. Schlütersche, Hannover.

Nach den Beschreibungen der praktischen Situation mit möglichen Maßnahmen finden Sie ein Kapitel zu den Krankheitsbildern der Fallbesprechungen. Das gibt Ihnen nochmal das kompakte Know-how, das Sie täglich brauchen.

Sie werden in der Praxis immer wieder alles versuchen, um das Wohlbefinden und die Selbstständigkeit eines Bewohners zu erhalten oder wiederzugewinnen. Aber auch als Profi kommen Sie an Ihre Grenzen. Locker ausgedrückt: *»Niemand kann das Alter zurückdrehen und/oder Krankheiten »wegzaubern«*. Was Sie aber können, ist, den Moment zu gestalten. Den Menschen akzeptieren und zu einer wertschätzenden Begegnung beitragen. Das ist es, was alle Menschen brauchen.

Gern können Sie mir von Ihren Erfahrungen berichten. Außerdem bedanke ich mich bei Ihnen, dass Sie sich für dieses Buch entschieden haben. Mein Dank gebührt auch Claudia Flöer von Text & Konzept Flöer, den Mitarbeiter*innen der Schlüterschen Fachmedien GmbH, die im Hintergrund wirken, und Christiane Neubauer für ihre kreativen Marketingideen. Ebenso der Grafikerin Maria Reichenauer für die wunderbaren Zeichnungen.

Aber auch mein Mann und mein Sohn bekommen ein Dankeschön für ihre Unterstützung. Selbstverständlich meine vierbeinige Co-Referentin Sina (Dalmatiner-Mädchen), die bei jedem Buchstaben neben mir liegt und für Entspannung sorgt. Bleiben auch Sie entspannt.

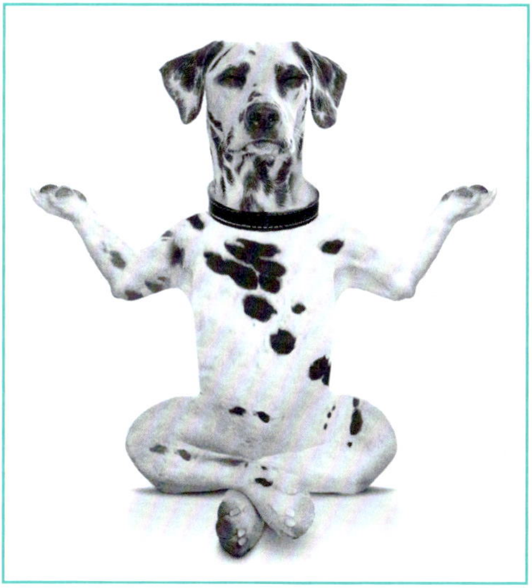

Abb. 1: Sina – meine Co-Referentin von Fortbildungvorort.

1 Von der Biografie über die Herausforderung zur Lösung

1.1 Grundsätze der Biografie

Gedanken einer alten Frau

»Was sehen Sie, Schwester? Schauen Sie her!
Was denken Sie, wenn Sie genau hingucken?
Eine mürrische Alte, nicht sehr gescheit,
mit abwesendem Blick und schrulligen Verhalten,
die ihr Essen verkleckert und nicht reagiert,
wenn Sie mit steinerner Stimme fordern:
»Ich möchte, dass sie es wenigstens versuchen!«,
die anscheinend nicht versteht, was Sie für sie tun,
und ständig einen Schuh oder Strumpf verliert.

Wenn das alles ist, was Sie über mich denken,
wenn sie mich nur so sehen, dann kennen Sie mich nicht.
Ich will Ihnen sagen, wer ich auch noch bin,
wenn ich tue, was Sie sagen und esse, was es gibt.

Ich bin ein Kind, 10 Jahre alt,
mit Vater und Mutter und vielen Geschwistern,
die häufig streiten und sich versöhnen.
Ein Mädchen von 16 mit Flügeln an den Beinen,
das nur davon träumt, einem Prinzen zu begegnen.

Eine Braut dann mit 20 – mein Herz bleibt fast stehen,
wenn ich heute bedenke, was ich damals versprach.
Mit 25 habe ich Kinder, denen ich gebe, was sie brauchen:
ein geborgenes, glückliches Heim.

Eine Frau von 30, die Kinder wachsen schnell,
mit 40 sind sie schon alle aus dem Haus,
doch mein Mann bleibt mir, und die Trauer ist leichter.
Mit 50 spielen Enkel um die Knie,
und wieder erleben wir, wie Kinder sind.

Dann dunkle Tage, mein Mann ist tot,
ich schaudre vor Angst, die Zukunft ist schwarz.
Meine Kinder ziehen selbst ihren Nachwuchs groß.
Mir bleibt nur die Liebe, die ich früher genoss.
Nun bin ich alt, und das Leben ist hart,
es kleidet das Alter ins Narrengewand:
Der Körper verfällt, Kraft und Anmut verschwinden,
mein Herz wurde scheinbar zu einem Stein.
Doch tief im Gerippe lebt immer noch ein Mädchen,
dessen Herzen hin und wieder aufgeregt pocht.

Ich denke an die Freuden, ich spüre den Schmerz,
ich liebe und lebe mein Leben noch einmal.
Ich denke an die Jahre, sie verflogen zu schnell,
und lerne begreifen, dass nichts ewig besteht.

So öffnen Sie die Augen und blicken Sie her,
kommen Sie näher und erkennen Sie endlich:
keine mürrische Alte, sondern mich!«[2]

[2] Diese Zeilen stammen, so ist es vielfach zu lesen, von einer alten Frau. Man fand sie nach ihrem Tod in einem Schrank. Einige Quellen berichten davon, dass die Pflegekräfte bis zum Fund des Schreibens davon ausgegangen waren, dass die Frau weder lesen noch schreiben konnte…

Was bedeutet für Sie nun also Biografiearbeit? Eine Auszubildende der Altenpflege sagte mir einmal: *»Ich kann die Falten, die das Leben schrieb, viel besser lesen, wenn ich die Biografie des älteren Menschen kenne und verstehe.«* Wenn ein Mensch geboren wird, ist er komplett abhängig von seinen Bezugspersonen. Im Laufe der Zeit wird der Mensch sozialisiert, macht seine Erfahrungen, lebt und lernt, »steht« seinen Mann/seine Frau. Am Ende des Lebens kann es sein, dass der Mensch Fähigkeiten wieder verliert – so extrem, dass er sogar wieder in die »embryonale« Körperhaltung zurückgeht. Doch das bedeutet keinesfalls, dass ein solcher Mensch als Kleinkind wahrzunehmen ist.

Ihre Maxime als Pflege- und Betreuungskraft sollte sein: Kein erwachsener Mensch wird wieder zum Kind. Jeder erwachsene Mensch hat sein Leben (gelebt). Er ist und möchte auch so behandelt werden!

Jeder von uns ist das Ergebnis seiner individuellen Biografie. Für mich gibt es drei wichtige Bereiche der Biografie:

1. Die genetische Disposition, d. h. meine Gene haben dafür gesorgt, dass ich z. B. dunkle Haare habe (zugegeben: Mittlerweile hilft der Friseur nach).
2. Die Sozialisation, d. h. die Prägung, die Erziehung und das soziale Umfeld.
3. Das, was der Mensch aus den beiden erst genannten Faktoren macht.

Stellen Sie sich in der Begegnung mit den pflegebedürftigen Personen immer seiner Biografie. Jeder ist das Ergebnis seiner Biografie. Bei Menschen mit einer demenziellen Erkrankung wird die Vergangenheit zur Gegenwart und zur möglichen Zukunft. Falls Sie nach dem Strukturmodell/SIS® dokumentieren, gibt es die Aussage[3], dass keine weiteren zusätzlichen Biografiebögen nötig sind. Aber die tägliche Praxis bietet uns da ein anderes Bild. Immer wieder fehlen biografische Aussagen in der SIS®. Es mangelt an er-

[3] Vgl. Beikirch E, Nolting HD, Wipp M (2917): Dokumentieren mit dem Strukturmodell. Vincentz, Hannover

gänzenden und wichtigen Aussagen. Dazu gehört z. B. der ehemalige Beruf. Doch genau das wäre wichtig.

Prägnante und zur Identität der Person gehörende Themen sind beziehungsfördernd und führen direkt ins Gespräch.

Stellen Sie sich vor, Sie treffen auf einem Fest Ihnen unbekannte Menschen. Was wird meistens gefragt? *»Was machen Sie denn beruflich?«* Kommen Sie nun aus ähnlichen/gleichen Berufen, haben Sie schnell einen gemeinsamen Nenner. Falls nicht, lohnt sich die Nachfrage, was den Beruf angeht, bevor dann eher über das Wetter ein Gesprächseinstieg versucht wird. Achten Sie darauf, möglichst fehlende biografisch relevante Informationen zusammenzutragen. Als kleine Hilfe bietet sich die folgende Mindmap (▶ Abb. 2) an. Sie dient Ihnen als Idee und kann selbstverständlich nach Ihren Vorgaben verändert werden.

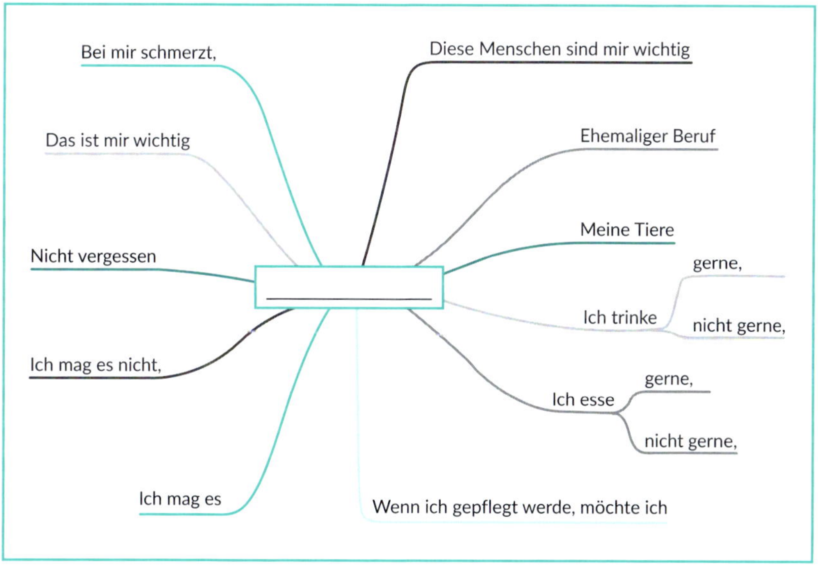

Abb. 2: Mindmap zur Biografiearbeit.

Schauen wir uns diese wichtigen Informationen einmal genauer an.

»Diese Menschen sind mir wichtig«
Denken Sie bitte nicht nur an Angehörige. Zunehmend werden Freunde, Bekannte und Nachbarn, sog. Zughörige, für Menschen wichtig.

»Mein ehemaliger Beruf«
Der ehemalige Beruf ist ein wichtiger Bestandteil der Identität eines Menschen. Wenn Sie wissen, dass ein Mensch früher Bäcker war, denken Sie bestimmt an folgende Merkmale: Kennt sich aus mit Getreide und Teig, kennt viele Brötchen- und Brotsorten und/oder musste immer früh aufstehen.

Meine Tiere
Tierbesitzer kennen das: Woran werden wir beim Spaziergang erkannt bzw. erkennen wir unsere Nachbarn? An ihrem Hund. Tiere sind wichtige Wegbegleiter des Lebens und bringen sehr schnell Menschen ins Gespräch. Sie sind auch meist eine gute Quelle für glückliche Erinnerungen und Erlebnisse.

Ich trinke gern/nicht gern …
Wichtig ist eigentlich, was **nicht** gern getrunken wird. Wenn Pflege und Betreuung bekannt ist, was ein Pflegebedürftiger gern isst oder trinkt, ist die Gefahr sehr groß, dass der Mensch dies nur noch vorrangig bekommt. Irgendwann mag der Bewohner es dann doch nicht mehr ganz so gern.

Wenn ich gepflegt werde, möchte ich …
Überlegen Sie kurz: Was wäre Ihnen persönlich wichtig? Vielleicht denken Sie an warmes Wasser, Intimsphäre, gleichgeschlechtliche Pflege, bestimmte Düfte …

Ich mag es/nicht …
z. B.: geduzt zu werden

Nicht vergessen
z. B.: die Brille aufsetzen …

Das ist mir wichtig
z. B.: Erst anklopfen und warten, bevor das Zimmer betreten wird.

Bei mir schmerzt/en
Das Knie, die Hände ...

> Einige dieser biografischen Informationen sollten in der SIS® und in der Grundbotschaft des Maßnahmenplans stehen. Die Idee der Mindmap ist, sie auszudrucken, in eine Folie stecken und an die Innentür des Kleiderschranks des Bewohners zu befestigen. So hat jeder Mitarbeiter sofort wichtige Informationen zu Verfügung.

Eine Biografiearbeit besteht aus drei Bereichen:

1. **Was der Mensch sagt**
   - Die Bewohner*innen sind grundsätzlich Ihre ersten und wichtigen Ansprechpartner*innen. Jeder Mensch möchte jedoch nicht »ausgefragt« werden, sondern darüber informiert werden, warum Sie bestimmte Dinge fragen[4], nämlich nicht, weil Sie neugierig sind, sondern damit Sie alles tun können, damit sich der Bewohner in der Einrichtung wohlfühlt.
   - Sie kennen Menschen, die Ihnen gerne ihr Leben erzählen und Sie kennen auch Menschen, die Ihnen (fast) nichts erzählen. Es gibt jedoch viel dazwischen. Bitte bedenken Sie, Biografiearbeit ist nicht das Graben in der Vergangenheit eines Menschen. Jeder hat auch ein recht auf Geheimnisse. Wer hat keine »Leichen« im Keller?
   - Sollte der Bewohner keine Angaben machen können, besprechen Sie dies mit den Angehörigen bzw. Betreuer*innen. Bitte bedenken Sie jedoch, dass der Sohn oder die Tochter nicht alles wissen können. Sie sind deswegen aber keine »schlechten« Kinder.

[4] Vgl. Stöcker M (2020): Pflege mit dem Strukturmodell für Dummies. Wiley, Weinheim.

2. **Was Sie beobachten können**
   - Sie bekommen nicht immer alle Informationen. Manchmal erhalten Sie sogar gar keine oder nur sehr wenige. In diesem Fall sind Sie noch mehr auf Ihre fachliche Einschätzung angewiesen. Ihre Beobachtungen sind wichtige Ergänzungen zu vorhandenen Informationen.
     - Greift eine ältere Dame, die für die Körperpflege am Waschbecken sitzt, direkt nach vorne, könnte dies ein Hinweis darauf sein, dass sie sich immer erst die Zähne geputzt hat (Griff zum Zahnbecher) und sich danach gewaschen hat.
3. **Was eine Generation auszeichnet**
   - Jede Generation hat ihren »Gewohnheiten«, ihre Geschichten und Merkmale. In der Sprache, in ihren Werten, ihren Umgangsformen, in ihrer Kultur usw. Holen Sie sich die Informationen zu den typischen Welten der Generation, die Sie pflegen und betreuen. Für Menschen über ca. 80 Jahre könnte das Typische sein Folgendes sein: samstags war Badetag der Familie, sonntags gab es ein komplettes Menü mit Vorsuppe, Hauptmahlzeit und Nachtisch usw.

Bei allen »typischen« Hinweisen müssen Sie immer die Individualität des einzelnen Menschen bedenken. Der österreichische Pflegeforscher Erwin Böhm[5] forderte schon vor vielen Jahren, dass die spezielle Biografie jedes einzelnen Menschen wichtig ist. Jeder Mitarbeiter einer Einrichtung sollte die Lebensbiografie der Bewohner*innen kennen. Böhm postuliert, dass die Geschichten eines Menschen sein Leben ausmachen. Biografiearbeit bedeutet nicht, dass ältere Frauen ständig das Angebot des »Kartoffelschälens« bekommen.

Sie werden bei Ihren Bewohner*innen vier Grundtypen von Menschen finden. Zum einen Menschen, die sich gerne an Vergangenes erinnern und für die die Erinnerungen wertvoll sind. Zum zweiten gibt es Menschen, die Erlebtes teilweise bedauern, jedoch damit gut zurechtkommen, dass es jetzt so ist, wie es ist. Zum dritten gibt es Menschen, die überhaupt nicht gerne aus ihrer Vergangenheit erzählen. Sie wirken eher verbittert, haben ein nega-

[5] Vgl. Böhm E (2018): Psychobiographisches Pflegemodell nach Böhm. Maudrich, Wien

tives Verlusterleben und keine Bewältigungsstrategien gefunden. Sie kennen bestimmt die Validation nach Naomi Feil[6]. Sie spricht von Menschen mit eingesperrtem Gefühl und weist darauf hin, dass Menschen das Bedürfnis haben, in Frieden zu sterben.

Zu diesen vier Grundtypen gesellen sich weitere Bereiche der Biografie, die Beziehungsbiografie und die soziale Biografie.

Zur Beziehungsbiografie gehören der Familienstand der Bewohner*innen, die Bildungs- und Berufsbiografie und die Persönlichkeitsbiografie. Sie beinhaltet Gewohnheiten, Einstellungen und Erlebnisse. Jeder Mensch erlebte in seinem Leben Krisen. Es ist nicht grundsätzlich erforderlich zu wissen, welche Krise es war. Wer möchte schon »Familiengeheimnisse« erzählen oder Erlebnisse, die er anderen Menschen noch nie erzählt hat? Wichtig ist jedoch zu wissen, dass Sie wissen, wie Krisen bewältigt wurden. Jede bewältigte Krise hinterlässt zumeist die Erfahrung, wie die nächste am besten bewältigt werden kann. Diese Strategie(n) zu kennen, gibt Ihnen die Möglichkeit, für die letzte Krise im Leben eines Pflegebedürftigen Hilfen zur Bewältigung zu erhalten.

Die soziale Biografie beinhaltet die finanzielle Situation sowie die Zugehörigkeit zu Vereinen. Die Wohnbiografie können Sie zur Milieugestaltung für den Bewohner einsetzen. Er soll in Ihrer Einrichtung ja möglichst ein neues Zuhause finden. Unterstützen Sie ihn damit, dass Sie die Umgebung, sein Zimmer, biografieorientiert gestalten. Am besten fragen Sie den Bewohner, was ihm wichtig ist.
Es gibt Bewohner, die nichts (mehr) haben. Dann müssen Sie aktiv werden. Sie können z. B. auf eine große Fotopappe Fotos des ehemaligen Berufes, des Wohnortes etc. kleben.

Wie wäre es, wenn Sie mit den Bewohner*innen Erinnerungsalben (▶ Abb. 3) erstellen? Nehmen Sie dazu ein Einsteckalbum und Fotos des Bewohners oder typische Fotos von Bewohnerthemen (beispielsweise wieder der ehe-

---

[6] Feil N, de Klerk-Rubin, V (2023): Validation. Reinhardt, München

malige Beruf). Auf der einen Seite steht das Foto, auf der anderen Seite eine Karte mit einer Beschreibung des Fotos. Diese Technik wird zunehmend in die Einrichtungen einziehen.

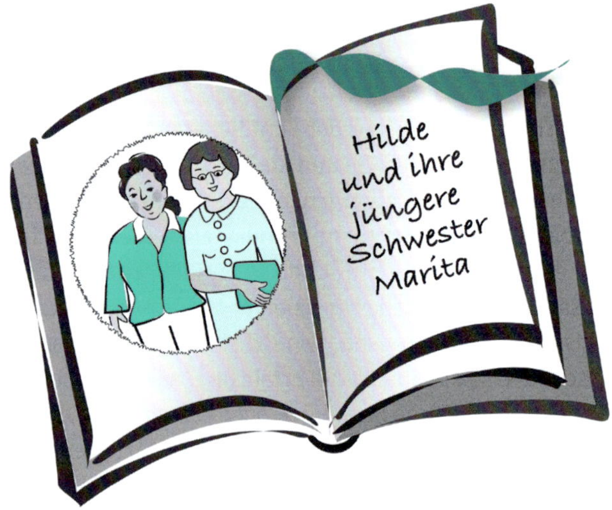

Abb. 3: Erinnerungsalbum.

Wenn Sie digitale Bilderrahmen nutzen, können Sie per Speicherkarte leicht Fotos einfügen, ergänzend mit auditiver Begleitung wie passenden Geschichten zu den Fotos oder Musik.

1.2 Fallbesprechungen durchführen

Fallbesprechungen werden nach Erstellen der SIS® bei einem konkreten Anlass und in regelmäßigen Abständen durchgeführt. Gerade bei herausfordernden Verhaltensweisen können sie dafür sorgen, dass Verhalten verständlich wird, oft durchaus sinnhaft ist (aus der Sichtweise des Bewohners) – und adäquate Verhaltensweisen auf Seiten der Pflege und Betreuung verlangt. Das bedeutet nicht, dass ein Bewohner, der Sie und Ihre Kolleg*innen »herausfordert«, wesentlich mehr Zeit von Ihnen verlangt.

Oft ist sogar das Gegenteil der Fall: Wird eine Herausforderung verständlich, haben Sie die Möglichkeit, zielgerichtet zu reagieren, statt vergeblich immer wieder ein »korrektes« Verhalten anzustreben, dass dem Bewohner gar nicht (mehr) möglich ist.

Jeder Fall, um den es bei einer Fallbesprechung geht, entsteht, weil ein Pflegebedürftiger ein Verhalten zeigt, das von einem anderen (v. a. von Ihnen als Pflege- oder Betreuungskraft) als irritierend erlebt wird.*

* Vgl. DZNE (Hrsg.) (2012): Wittener Modell der Fallbesprechung bei Menschen mit Demenz – narrative Ansatz. Welcome-Neo, Witten, S. 5

Eine Fallbesprechung lässt sich hervorragend mit einer Pflegevisite kombinieren, sollte multidisziplinär stattfinden, in der Regel aber nicht länger als 20 Minuten dauern.

So gehen Sie vor:
Die Vorstellung des Bewohners sollte von der prozessführenden Pflegefachkraft, also Qualitätsniveau 4 des Personalbemessungsinstruments[7], durchgeführt werden. Zur Fallbesprechung gehört eine Reihe von Informationen:

- Biografische Angaben des Bewohners
- Beschreibung der aktuellen Situation
- Einflussnehmende Rahmenbedingungen
- Mögliche Maßnahmen, an die sich das komplette Team zu halten hat

Am besten nutzen Sie für die Fallbesprechung einen Flipchartbogen (▶ Abb. 4), damit Sie alle wichtigen Bereiche visualisieren können. Setzen Sie im Anschluss ein Prüfdatum auf das Blatt und schauen Sie nach der festgelegten Zeit, was erfolgreich umgesetzt wurde oder ggf. nicht umgesetzt werden konnte. Selbstverständlich halten Sie das gesamte Prozedere in der Dokumentation fest.

7 Vgl. Wipp M, Stöcker, M (2021): Das pflegerische Fachgespräch. Schlütersche, Hannover.

Definition **Fallbesprechung**

*»Bei einer Fallbesprechung werden die pflegerischen Interventionen und die Gesamtsituation rund um den Klienten mit Pflegebedarf besprochen. Fallbesprechungen finden häufig mit dem Ziel der innerbetrieblichen pflegerischen Fortbildung statt und zur Verbesserung der Versorgungsqualität.«**

* Stöcker U (2020): Kollegiale Fallberatung – Professionelle Kompetenz optimieren. Schlütersche, Hannover, S. 19

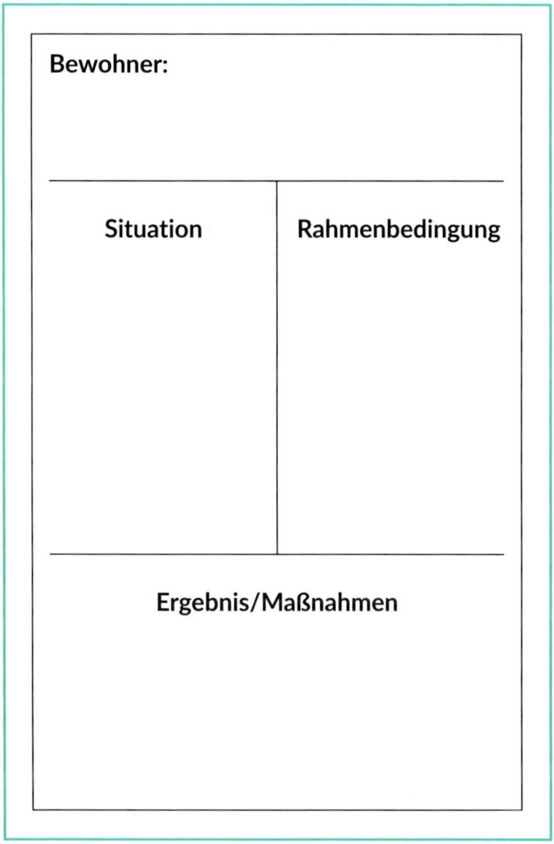

Abb. 4: Muster eines Flipcharts.

Bei den Fallvorstellungen in diesem Buch stelle ich Ihnen immer zuerst die bekannte Biografie, das Krankheitsbild und die Herausforderungen vor. Anschließend finden Sie die verschiedenen Sichtweisen: Die mögliche Sicht des Bewohners, falls vorhanden die mögliche Sicht des Angehörigen und die mögliche Sicht der Pflege- und Betreuungskräfte. Da sich die diagnostischen Krankheitsbilder wiederholen, werden sie bei den Fällen nur als Hauptdiagnosen benannt. Verdachtsdiagnosen werden aber zum direkten Verständnis bei der Fallvorstellung ebenfalls beschrieben. Sie finden auch den ICD-10-Schlüssel und teilweise bereits die neue Version nach ICD-11. Ein wichtiger Hinweis: Es sind **mögliche** Sichtweisen.

Anschließend finden Sie Vorschläge im Umgang mit dem Bewohner und Ideen, die Situation anders zu gestalten. Geben Sie sich und Ihren Bewohnern diese Chance! Nach meiner Erfahrung rechnet es sich, sich die Zeit für eine Fallbesprechung nehmen. Die ca. 20 Minuten einer geplant durchgeführten Fallbesprechung kann die Pflege und Betreuung so beeinflussen, dass sich der Bewohner wohlfühlt und Sie als Pflege- oder Betreuungskraft das gute Gefühl haben, wirklich wertschätzend, wie Sie es sich auch wünschen, zu pflegen.

2 Herausforderndes Verhalten

Was ist »herausforderndes Verhalten«? Wer fordert hier eigentlich wen heraus? Stellen Sie sich bitte folgende Situation vor: Die Bewohner*innen sitzen im Wohnbereich, eine Pflegende betritt den Raum und berührt eine Bewohnerin von hinten an der Schulter. »Hallo Schätzchen«, sagt die Pflegende, nimmt ein Glas mit Wasser und führt es der Bewohnerin an die Lippen: »Nun trink mal schön.« Die Bewohnerin, demenziell erkrankt, erschreckt sich, schlägt nach hinten und wehrt das Getränk ab. Die Pflegende dokumentiert: »Bewohnerin ist herausfordernd und verweigert das Trinken.«

Wie sehen Sie die Situation? Wer hat wen herausgefordert?

Anmerkung: Die Bewohnerin wurde einfach geduzt, grundsätzlich werden Bewohner gesiezt! Es kann fachlich erforderlich sein zu duzten, dann muss es dokumentiert sein.

Die Gründe für ein herausforderndes Verhalten sind vielfältig:

- Körperliche Faktoren
  - Schmerzen, Schlafstörungen
  - Hunger, Durst, Harndrang
  - BZ-Entgleisungen, Medikamente
  - Kaffee, Alkohol – Entzugssymptome
  - Infektionen
  - usw.

- Psychosoziale Faktoren
  - Unzufriedenheit, Verbitterung
  - Unterforderung, Überforderung
  - Infantilisieren
  - Fehlende Wertschätzung
  - Häufiger Wechsel der Bezugsperson
  - usw.
- Neurologische-psychiatrische Faktoren
  - Persönlichkeitsveränderungen
  - Krankheitsbilder
  - usw.
- Milieufaktoren
  - Lärm, räumliche Enge
  - Lichtmangel, Ortswechsel
  - usw.

In Fortbildungen werden bei den Fallbesprechungen oft die oben aufgeführten Themen besprochen. Doch es gibt noch eine weitere Herausforderung, die leider oft übersehen wird: Menschen, gerade mit einer demenziellen Erkrankung, ziehen sich zunehmend zurück. Ihr Blick geht ins Leere, sie verstummen. Sie sitzen oder liegen tagein/tagaus im Stuhl oder Bett. 24 Stunden, sieben Tage die Woche, 52 Wochen im Jahr. Diese Menschen werden bei den Fallbesprechungen viel zu wenig betrachtet. Sie sind still, leise und stören nicht, dabei brauchen diese Menschen die Pflege- und Betreuungskräfte so sehr!

Ein weiteres Tabuthema sind sexuelle Übergriffe. Übergriffe der Bewohner*innen aufs Personal, auf andere Bewohner*innen; Übergriffe von Angehörigen auf Bewohner*innen, aber auch Übergriffe des Personals auf Bewohner*innen.

Übung

Was fordert Sie heraus?

Überlegen Sie kurz, welche herausfordernde Situationen Sie kennen und notieren Sie Ihre Erlebnisse. Dazu könnten gehören:

- erhöhter Bewegungsdrang,
- lautes Rufen, Schlagen,
- Wahn, Halluzinationen,
- Pflegeverweigerung,
- Nahrungsverweigerung,
- körperliche Abwehr,
- nächtliche Unruhe,
- Ängste,
- depressive Verstimmung,
- usw.

Die Fallbesprechungen im nächsten Kapitel werden sich mit all diesen Themen beschäftigen. Zu jedem Fall gibt es verschiedene Sichtweisen. Mein Wunsch ist, dass Sie versuchen, eine konkrete Situation/Herausforderung aus unterschiedlichen Blickwinkeln zu sehen. Wechseln Sie Ihre Sichtweisen (▸ Abb. 5).

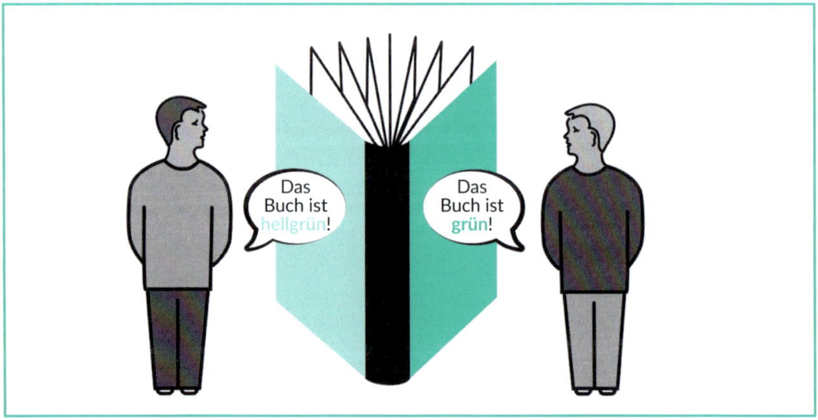

Abb. 5: Veränderte Sichtweisen – Kommunikation und Wahrnehmung.

Wenn Sie Fallbesprechungen durchführen, sollten Sie daher immer erst auf die in der Situation gezeigten Emotionen und Bedürfnisse achten. Sie geben Ihnen wichtige Hinweise und Sie können danach die Weichen hoffentlich anders stellen. Überlegen Sie sich Maßnahmen und achten Sie auch darauf, dass sie auch durchgeführt werden. Geben Sie den Menschen die Gelegenheit, Veränderung wahrzunehmen und zuzulassen. Dazu brauchen Sie das u. a. Wissen zu den sieben Basisemotionen, deren Auslöser und die übergeordneten Bedürfnisse.

2.1 Die Basisemotionen

Emotionen sind wichtig, sie müssen erkannt und gelebt werden. Menschen der älteren Generation durften ihre Gefühle oft nicht zeigen, sie mussten einfach »funktionieren«. Bereits Naomi Feil[8] wies darauf hin, dass eingesperrte Gefühle verarbeitet werden müssen.

Emotionen werden in der Mimik einer Person sichtbar. Ausnahmen gibt es sicherlich, wenn ein Pflegebedürftiger Botox-Behandlungen im Stirnbereich hinter sich hat oder an der Parkinson-Krankheit erkrankt ist.

Generell gilt: Jede Emotion hat eine Berechtigung, sonst würde sie nicht kommen. Wichtig ist der Umgang damit.

Im Folgenden sehen Sie Abbildungen und Beschreibungen der sieben Basisemotionen nach Paul Ekman[9]. Er entwickelte mit seinem Team nach jahrelanger Forschungsarbeit das Facial Action Coding System (FACS). Es ist ein Atlas der menschlichen Mimik und stellt das führende Codierungssystem dar, wenn es darum geht, Gesichtsausdrücke zu erfassen und zu beschreiben. Ekmans Grundannahme: Jeder Mensch hat eine sog. Baseline, d. h. der Mensch sieht so aus, wie er aussieht. Davon abweichend können Sie die folgenden Emotionen, die sieben Basisemotionen, recht schnell erkennen.

---

8 Vgl. Feil & de Klerk-Rubin 2023

9 Vgl. Ekman P, Rosenberg EL (2020): What The Face Reveals. Oxford University Press, Oxford

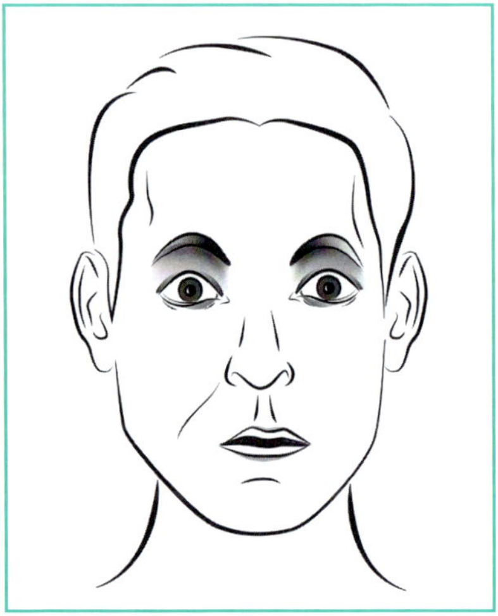

Abb. 6: Überraschung.

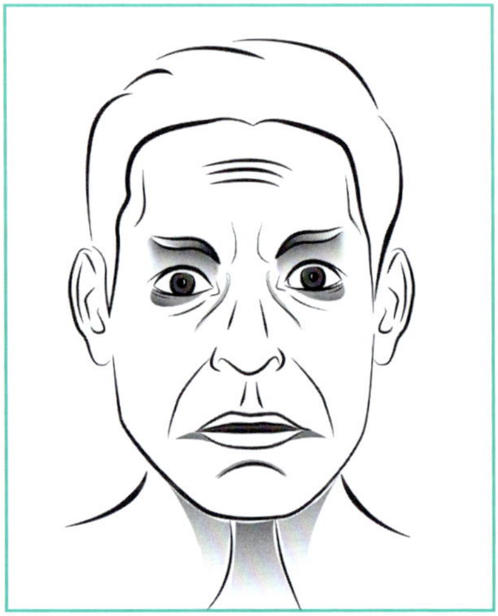

Abb. 7: Angst.

Überraschung

Mimik: Augenbrauen nach oben gezogen, obere Augenlider angehoben, Mund ist entspannt geöffnet

Auslöser: Etwas Neues und Unerwartetes

Ziel: Gewinnen von Informationen und Reorientierung

Die Überraschung hat eine Sonderstellung. Sie ist die einzige Emotion, die wirklich nur für einen Bruchteil einer Sekunde (40–300 Millisekunden) echt sein kann. Denn dann weiß man etwas, das man vorher nicht wusste und die nächste Emotion ist entscheidend. Nach Überraschung kann Freude kommen. Diese würde dann als angenehme Überraschung interpretiert. In Wirklichkeit sind es jedoch zwei folgende Emotion.

Angst

Mimik: Augenbrauen nach oben und zusammengezogen, obere Augenlider angehoben, untere Augenlider angespannt, Lippen nach außen gespannt

Auslöser: Bedrohung des körperlichen oder psychischen Wohlbefindens

Ziel: Bedrohung vermeiden oder erwarteten Schaden reduzieren – Sicherheitsverlust

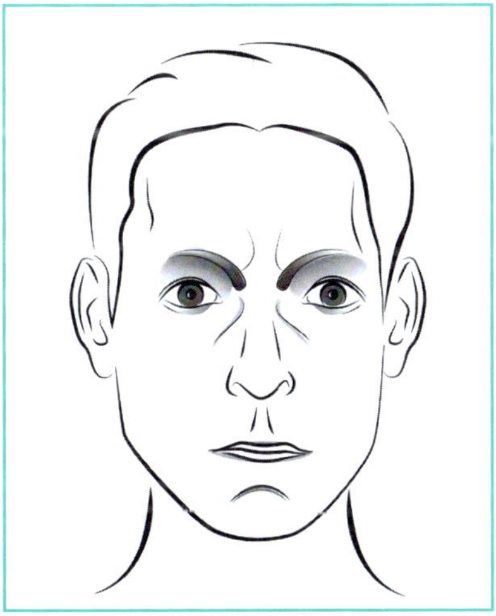

Abb. 8: Ärger.

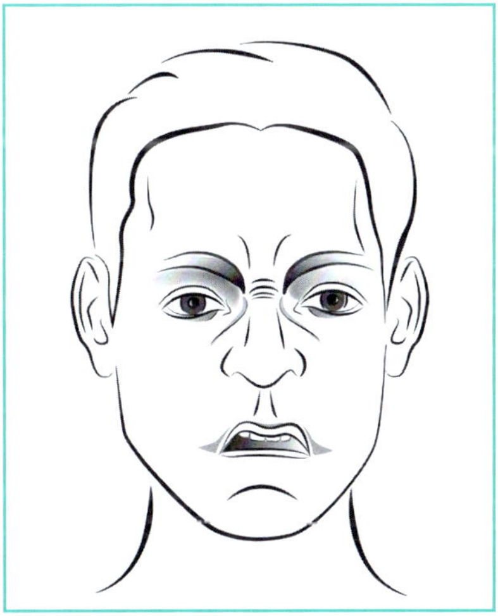

Abb. 9: Ekel.

Ärger

Mimik: Augenbrauen nach unten und zusammengezogen, untere Augenlider angespannt, Lippen gepresst
Auslöser: Zielhindernis, Unrecht, Werteverletzung
Ziel: Zielhindernis beseitigen

Ekel

Mimik: Augenbrauen nach unten gezogen, Nase gekräuselt, Oberlippe hochgezogen, untere Lippe kann angehoben sein
Auslöser: psycho-physische Verunreinigung, beispielhaft etwas Erbrochenes als psychischer (körperlicher) Ekel, etwas unmoralisches als psychischen Ekel.
Ziel: Bereinigung, indem die Verunreinigung beseitigt wird und wir uns davon distanzieren

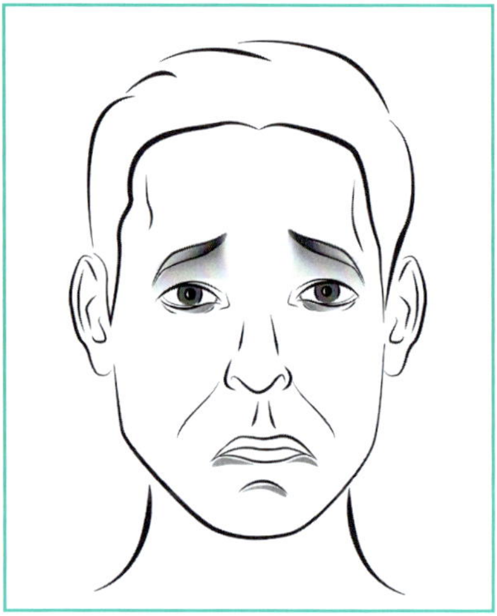

Abb. 10: Trauer.

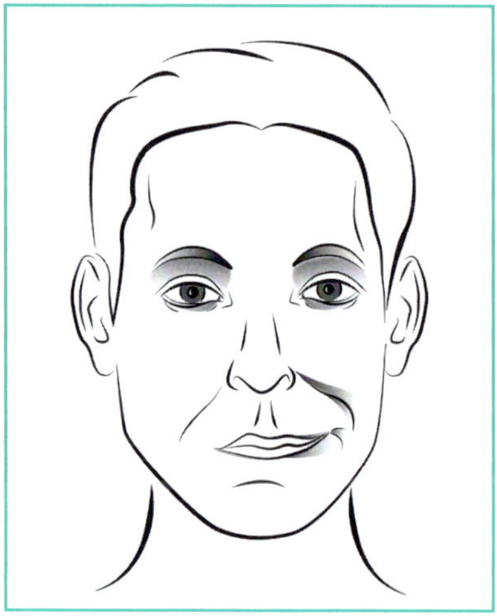

Abb. 11: Verachtung.

Trauer

Mimik: Augenbrauen-Innenseite nach oben gezogen, oft oberes Augenlid gesenkt, Mundwinkel nach unten gezogen, Kinnbuckel angehoben

Auslöser: Verlust

Ziel: Wiedererlangen der Fähigkeiten und Ressourcen, Hilferuf

Verachtung

Mimik: Mundwinkel nach einer Seite nach innen gepresst

Auslöser: unmoralische Handlung, mangelhafte Leistung

Ziel: Überlegenheit wahren

Freude

Mimik: Absenken der Augendeckfalte, Mundwinkel angehoben

Auslöser: Zielerreichung, Wunscherfüllung, Bedürfnisbefriedigung

Ziel: Zukunftsmotivation, Kooperation

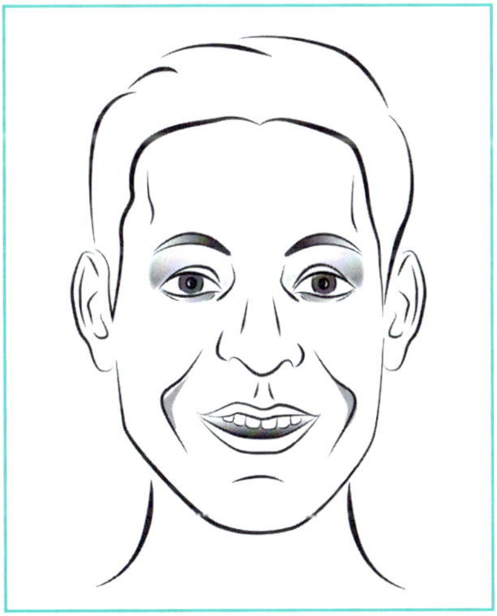

Abb. 12: Freude.

2.2 Die grundlegenden Bedürfnisse

Die folgenden, sog. grundlegenden Bedürfnisse wurden von Al Weckert[10] zusammengefasst. Sie sind kulturübergreifend gleich. Alle Menschen haben diese Bedürfnisse, aber in unterschiedlicher Ausprägung, je nach Kultur oder Entwicklung des Lebens.

- **Freiheit**
  - Autonomie, Selbstbestimmung
  - Lebenshaltung
  - Luft, Wasser, Bewegung, Nahrung, Schlaf, Unterkunft, Wärme, Gesundheit, Heilung, Kraft
- **Identität**
  - Übereinstimmung mit eigenen Werten, Integrität/Stimmigkeit mit sich selbst, Individualität, Ästhetik, Authentizität, Spiritualität, (innerer) Friede, Sinn, Bedeutung, Selbstverwirklichung

[10] Vgl. Weckert A (2023): Die vier Schritte der Gewaltfreien Kommunikation für Dummies. Wiley, Weinheim.

- **Sicherheit**
  - Schutz, Übersicht, Klarheit, Eindeutigkeit, Abgrenzung, Distanz, Privatsphäre, Struktur, Ordnung
- **Empathie**
  - Einfühlung, Gleichbehandlung, Gerechtigkeit, Mitgefühl, Verständnis (verstanden werden)
- **Verbindung**
  - Wertschätzung, Unterstützung, Ehrlichkeit, Respekt, Gemeinschaft, Anerkennung, Kontakt, Akzeptanz, Austausch, Offenheit, Vertrauen, Freundschaft, Achtsamkeit, Einklang, Toleranz, Aufmerksamkeit, Zugehörigkeit, Zusammenarbeit
- **Liebe**
  - Nähe, Intimität/Sexualität, Körperkontakt, Geborgenheit
- **Erholung**
  - Entspannung, ausruhen, Spiel, Leichtigkeit, Freude, Humor, Ruhe, Entlastung, Muße, Glück, Vergnügen, Ausgewogenheit, Harmonie
- **Entwicklung**
  - Inspiration, Beitrag, Engagement, Träumen, Lernen, Wachstum, Kreativität, Erfolg im Sinne von Gelingen, Feedback geben, Rückmeldung erhalten, Trauern, Effektivität, Kompetenz, Feiern, Bildung, Verantwortung

2.3 Auf Ihre Beobachtungen kommt es an

Sie brauchen in der Pflege und Betreuung wache Sinne und einen Blick für den Bewohner mit einer neutralen, wertschätzenden Handlung. Beobachten Sie stets die konkrete Situation und erkennen Sie den übergreifenden Auslöser. Emotionen und Bedürfnisse spielen eine Rolle. Nutzen Sie die Erkenntnisse und stellen Sie empathisch Weichen, um eine kritische Situation aufzulösen bzw. ein scheinbar herausforderndes Verhalten zu lösen.

Beispiel **Herr S. möchte nicht geduscht werden**

Sie möchten Herrn S. zum Duschen abholen. Er steht vor Ihnen und wird laut: »Lassen Sie mich in Ruhe, Sie Luder, ich will nicht duschen!« Wie können Sie jetzt wertschätzend reagieren? Indem Sie nachfolgendem Muster verfahren: Sie benennen die Emotion bzw. das dahinterliegende Bedürfnis und ermöglichen Herrn S. die Zustimmung. Dann bieten Sie eine Alternative an.
Emotion (Ärger): »Sie sind stinksauer!« – Herr S. kann nur ja sagen, weil er es gerade spürt.
Bedürfnis (Autonomie): »Sie wissen genau, was Sie wollen!« – Herr S. kann nur ja sagen, weil es sein Bedürfnis ist
Alternative: »Was halten Sie davon, sich lieber am Waschbecken zu waschen!« – Herr S. fühlt sich verstanden, wertgeschätzt und die Alternative entspannt die Situation.

Sie beschreiten mit Herrn S. die »Ja-Straße«, wertschätzen seine Einstellung und finden eine gute Alternative.

Manchmal kommt das Argument, dass für so viel Wertschätzung einfach keine Zeit sei. Aber ist das wirklich so? Die oben aufgeführten Sätze, die auf die Ja-Straße führen, kosten nicht viel Zeit. Sie führen stattdessen zum Erfolg, also einer entspannten Situation, als würden Sie den sich heftig sträubenden Herrn S. zum Duschen »überreden« ...

3 Herausfordernde Situationen meistern

3.1 Anna A. stiehlt in Geschäften

3.1.1 Die Fakten

Biografie: Anna A. ist eine 79-jährige ehemalige Bäuerin. Sie war das erste Kind und hatte fünf Geschwister. Ihre Eltern waren dagegen, als Anna A. einen Bauern heiraten wollte. Doch Anna A. setzte sich durch, wurde aber von ihrer Familie verstoßen. Erst viele Jahre später konnte sie den Kontakt zu ihrer Herkunftsfamilie wieder herstellen. Anna A. hat drei Kinder, zwei Söhne und eine Tochter, sie bekommt aber nur wenig Besuch. Die Kinder wohnen weit weg und rufen nur hin und wieder an.

Krankheitsbild: Demenz

Herausforderungen: Anna A. geht mehrmals in der Woche in nahegelegene Supermärkte und stiehlt. Armut ist nicht der Grund, denn sie verfügt über ausreichend Geld, hat es auch dabei. In der Regel stiehlt Anna A. Lebensmittel, oft Süßes. Ihre Schluckstörung zeigt sich darin, dass sie versucht, große Mengen an Lebensmittel schnell zu schlucken.

Dieses Verhalten ist nicht neu. Eine der Töchter kennt es schon lange. Sie hatte schon immer Angst, dass ihre Mutter mal erstickt. Anna A. zieht sich zunehmend in ihr Zimmer zurück.

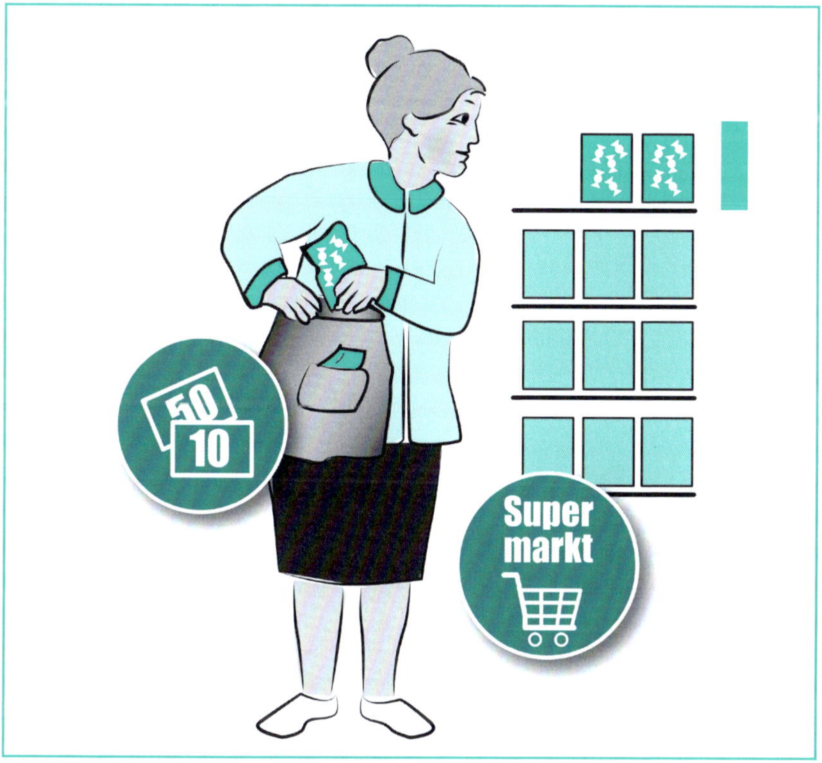

3.1.2 Die verschiedenen Sichtweisen

- **Die Sichtweise der Bewohnerin:** *»Ich bin jetzt so alt geworden und habe mein ganzes Leben hart gearbeitet. Ich habe fünf Geschwister und war vielleicht nicht gewollt. Denn damals sollte das erste Kind immer ein Junge sein. Ich musste mich gegen meine Geschwister durchsetzen. Wenn es mal was Gutes gab, musste ich sehen, dass ich etwas abbekam. Sonst ging ich leer aus. Oft ging es mir schlecht. Wenn ich dann etwas gegessen habe, ging es mir besser. Ich wurde auch nicht großartig wahrgenommen, bis ich mal im Geschäft etwas gestohlen habe. Oh je, mein Herz schlug vor Angst, aber irgendwie war es auch aufregend. Was ich besonders schön fand: Meine Eltern haben sich auf einmal um mich gekümmert. Zwar mit Schimpfe und Stubenarrest, aber egal.«*

- **Die Sichtweise der Tochter:** *»Ich schäme mich für meine Mutter. Wenn ich bei meiner Mutter etwas Gestohlenes finde, kann ich doch nicht ständig hinterher in die Geschäfte gehen, um zu »beichten«. Verhindern Sie bitte zukünftige Diebstähle, so kann es nicht weitergehen. Und bitte verhindern Sie auch, dass meine Mutter so große Mengen in den Mund stopft. Ich habe Angst, dass sie erstickt.«*
- **Die Sichtweise der Pflege- und Betreuungskräfte:** *»Wir haben schon alles probiert. Wir können Anna A. nicht einsperren. Sie ist sehr mobil und läuft sehr gut und schnell. Ebenso können wir nicht verhindern, dass sie etwas isst. Sie ist unterwegs und »stopft« sich den Mund voll. Wir können Sie nicht »festbinden«.«*

3.1.3 Aus der Fallbesprechung: Tipps für Pflege und Betreuung

Bei der Fallbesprechung wird als erstes vereinbart, Anna A. beim Psychiater/Neurologen vorzustellen. Die Diagnose einer Kleptomanie (ICD-10: F63.2 ICD-11: 6C71), Pathologisches Stehlen, muss abgeklärt werden.

Info

Kleptomanie

Menschen mit einer Kleptomanie haben einen starken Drang Dinge zu stehlen.* Sie haben im inneren eine starke Anspannung, die sich erst reguliert, wenn etwas gestohlen wird. Meist sind es kleine, überflüssige Dinge und die Menschen könnten es meist auch gezahlten.

* Vgl. Stöcker M (2022b): Pflege bei psychiatrischen Krankheitsbildern. Schlütersche, Hannover.

Zu der Zeit als Anna A. eine junge Frau war, wurden wenig psychiatrische Krankheitsbilder diagnostiziert. Die Menschen gingen nicht unbedingt zu einem Psychiater/Neurologen oder zum Psychologen. In der Zeit des Nationalsozialismus konnten »Auffälligkeiten« zum »sicheren Tod« führen. In der stationären Langzeitpflege leben wahrscheinlich einige Bewohner*innen, die bereits seit Jahren Symptome zeigen, ohne dass dies fachlich abgeklärt wurde.

Unabhängig von zu klärenden Diagnosen, kann es eine weitere Option sein, das Zimmer von Anna A. nach ihrer Biografie einzurichten. Folgende Fragen sind zu klären: 3

- Hat Anna A. noch Bindungen zu ihrem Bauernhof?
- Helfen Bilder aus der Zeit?

Dadurch könnten Sie ihr Zimmer vertrauter gestalten und sie würde eventuell die Einrichtung weniger verlassen.

Außerdem benötigt Anna A. Betreuungsangebote, die sie stärken und ihr Selbstwertgefühl unterstützen. Da könnten Angebote sein, die sie noch kann und gerne macht

Was das Essverhalten angeht, kann es hilfreich sein, Anna A. orale Reize anzubieten. Eine Option könnte es sein, einen 500 g-Joghurt Becher einzufrieren. So kann sie den Joghurt wie Kratzeis über eine längere Zeit essen. Sie hat somit orale Reize, die für sie sehr wichtig sind.

3.2 Berta B. lehnt alle Angebote ab

3.2.1 Die Fakten

Biografie: Berta B. ist 70 Jahre alt und lebt seit fünf Jahren in der Einrichtung. Sie hat keine Ausbildung und war als Aushilfsarbeiterin tätig. Es sind keine Partnerschaften bekannt, auch keine Kinder. Berta B. lehnt Fragen zu ihrer Biografie ab. Bekannt sind mehrere Aufenthalte in der Psychiatrie.

Krankheitsbilder:

- Alkoholabhängigkeit
- Paranoide Schizophrenie

Herausforderung: Berta B. liest viel und regelt ihren Tagesablauf selbstständig. Beschäftigungsangebote lehnt sie komplett ab. Die Pflege findet minimalistisch statt, sie lässt nur bedingt Körperpflege zu. Wäsche kann nur wenig gewechselt werden.

3.2.2 Die verschiedenen Sichtweisen

- **Die Sichtweise der Bewohnerin:** »*Mein ganzes Leben war schon immer etwas anders. Als ich die Schule verließ, konnte ich keine Ausbildung machen. Stattdessen war ich immer wieder als Aushilfskraft in psychiatrischen Krankenhäusern tätig.*
  Um diese Stimmen, die mir immer wieder schlechte Dinge sagten, nicht mehr hören zu müssen, habe ich Alkohol getrunken, das hat geholfen. Irgendwann ging es nicht mehr ohne. All das führte aber auch dazu, dass sich andere Menschen von mir abgewendet haben. Ich hatte nie eine Familie und habe mir mein Leben irgendwie eingerichtet. Ich hatte eine kleine Wohnung. Aber ich war immer wieder im Krankenhaus und bekam eine Betreuung. Sie schaute immer mal nach mir und erkannte, dass ich mich nicht mehr versorgen konnte. Vor ein paar Jahren fand sie einen Einrichtungsplatz für mich. Jetzt bin ich hier. Ich habe es geschafft, nicht mehr zu trinken, Lesen hilft. Ansonsten möchte ich meine Ruhe, die Stimmen sind mal mehr, mal weniger da. Ich habe mich daran gewöhnt. Aber ich möchte einfach meine Ruhe.«
- **Die Sichtweise der Pflege- und Betreuungskräfte:** »*Wir möchten, dass es Berta B. gut geht. Wir sind doch dafür da, dass Pflege durchgeführt und Beschäftigungen angenommen werden.*«

3.2.3 Aus der Fallbesprechung: Tipps für Pflege und Betreuung

Immer wieder heißt es, dass Bewohner an Beschäftigungen teilnehmen **müssen**. Das ist aber keineswegs der Fall! Natürlich müssen Sie individuelle Angebote für die Bewohner*innen zur Verfügung stellen. Aber Angebote können per Definition abgelehnt werden. Wenn also eine Bewohnerin nicht an Beschäftigungen teilnehmen möchte, dann müssen Sie diese Entscheidung akzeptieren und in ihre individuelle Planung und die Dokumentation (▶ Kap. 6) aufnehmen!

Ganz konkret bedeutet das für das obige Fallbeispiel: Berta B. hat für sich eine Möglichkeit gefunden, ihr Leben zu ordnen. Die Pflege- und Betreuungskräfte arbeiten das in der Fallbesprechung heraus und achten nun darauf, dass sie ihre Strukturen beibehalten kann und nehmen den von Berta B. bevorzugten Ablauf in den Maßnahmenplan auf. 3

Gerade bei Menschen mit einer Schizophrenie ist Druck zu vermeiden!

3.3 Carola C. sucht ihre Kinder

3.3.1 Die Fakten

Biografie: Carola C. ist 95 Jahre alt. Sie war nicht verheiratet und hat keine Kinder. Von Beruf war sie Kinderkrankenschwester. Seit über 10 Jahren ist sie in der Einrichtung. Ihr Gangbild ist verlangsamt, sie benutzt einen Rollator. In den letzten Jahren ist die Diagnose Demenz dazu gekommen. Nach einem Sturz erhielt sie eine Totalendoprothese des Hüftgelenks (TEP). Nach dem Krankenhausaufenthalt nahmen ihre demenziellen Symptome zu.

Krankheitsbilder:
- Parkinson-Krankheit
- Alzheimer Demenz

Herausforderungen: Carola C. ist oft unruhig und lässt sich nur schwer beruhigen. Sie ist zeitlich und räumlich desorientiert. Sie ist immer wieder auf der Suche nach Kindern und ruft laut nach ihnen. Mit ihrem Rollator geht sie durch den Wohnbereich und sucht unablässig, teilweise bis zur völligen Erschöpfung. Gegenüber dem Personal und Mitbewohner*innen ist sie sehr misstrauisch. Durch das ständige Laufen und die Unruhezustände verliert sie zunehmend an Gewicht.

3.3.2 Die verschiedenen Sichtweisen

- **Die Sichtweise der Bewohnerin:** *»Als ich jung war, wurde ich Kinderkrankenschwester. Zu einer Zeit, die nicht einfach war. Ich habe Dinge erlebt, die ich niemanden wünsche. Mir selbst ist es nicht vergönnt gewesen, eine eigene Familie zu haben. Ich habe immer meine Pflichten erfüllt und nur gearbeitet. Diese kleinen Kinderseelen mussten beschützt werden, aber auch erzogen. Das Leben ist kein Spaß, Zucht und Ordnung stehen an erster Stelle. In dieser Welt bin ich gerade unterwegs. Ich muss die Kinder versorgen und beschützen.«*
- **Die Sichtweise der Pflege- und Betreuungskräfte:** *»Die Bewohnerin läuft bis zur Erschöpfung. Wir würden ihr wünschen, dass sie etwas zu Ruhe kommt. Sie wird immer dünner. Auch machen wir uns Sorgen, dass sie wieder fallen könnte.«*

3.3.3 Aus der Fallbesprechung: Tipps für Pflege und Betreuung

Unruhegefühle und ständiges Laufen können viele Ursachen haben. An erster Stelle muss in der Fallbesprechung vereinbart werden zu prüfen, welche Medikamente verabreicht werden. Es gibt Neuroleptika, die, auch abhängig der Dosierung, Akathisie (Bewegungsunruhe) auslösen können. Dazu gehören Rastlosigkeit und mentales Unwohlsein.

Im Rahmen einer demenziellen Erkrankung (▸ Kap. 4.5) verändert sich die Welt. Die Vergangenheit wird zur Gegenwart, zur möglichen Zukunft. Schauen Sie sich die Biografie von Carola C. an: Sie sucht die Kinder, die sie damals beschützt und versorgt hat. Sie hat viele eingesperrte Gefühle, die müssen raus.

Info
Als »eingesperrte Gefühle« werden Gefühle verstanden, die nicht ver- und bearbeitet werden konnten. Sie wirken jedoch und der Mensch handelt danach.

Carola C. braucht emotionale Bestätigung. Ihre Emotionen, die sie bei der Suche ausdrückt, verraten Angst und Trauer (*»Ich muss die Kinder versorgen und beschützen.«*), aber auch Ärger (*»Das Leben ist kein Spaß, Zucht und Ordnung stehen an erster Stelle.«*). Zur Erinnerung: Angst hat etwas mit Unsicherheit zu tun und Trauer mit Verlust. Woher die Emotionen genau im Einzelnen herkommen, ist nur zu erahnen. Carola C.'s Bedürfnisse sind Fürsorge, Schutz und Verbindung.

Auch hier können Pflege- und Betreuungskräfte die die emotionale Ja-Straße (▶ Kap. 2.3) beschreiten und Emotionen und Bedürfnisse bestätigen. Bei Carola C. lautet das etwa: *»Sie sind beunruhigt/ängstlich/besorgt/«* – *»Sie wissen nicht, wie es weitergehen sollen. Dabei sind Sie eine starke Frau und haben immer alles im Blick gehabt.«*

Sie glauben nicht, dass das hilft? Ich möchte Sie eindringlich ermuntern, es dennoch zu versuchen. Stellen Sie sich nur einmal vor, Sie seien gerade richtig wütend. Was würde Ihnen helfen? Jemand, der Ihnen erklärt, dass sie nicht wütend sein müssen? Oder jemand, der Ihnen bestätigt, dass »Sie gerade richtig sauer sind«?

Unangenehme Gefühle werden tatsächlich kleiner, wenn sie bestätigt werden. Angenehme Gefühle werden stärker, wenn sie geteilt werden. Wie sagt der Volksmund: »Geteiltes Leid ist halbes Leid, geteilte Freude ist doppelte Freude«.

Bitte lügen Sie Menschen wie Carola C. nicht an. Sagen Sie also nicht, die Kinder wären in Sicherheit. Es gibt diese Kinder nicht, das wäre eine Lüge. Aber sagen Sie auch nicht einfach, dass es die Kinder nicht gibt. Das wäre für Carola C. eine »brutale« Realität. Sie müssen vielmehr eine Brücke bauen. Lassen Sie Carola C. die Kinder beschreiben. Dann hat sie die Gelegenheit, über die Kinder zu sprechen und ihre eingesperrten Gefühle fließen zu lassen.

Wenn Menschen unter Druck geraten, entsteht eine »kognitive Ladung«. Angst und auch das Gefühl, allein zu sein, führen dazu, dass Menschen Adaptoren einsetzen. Adaptoren sind oft unbewusste Änderungen in der Körpersprache. Was geschieht, wenn Sie unsicher sind? Sie werden automatisch versuchen, sich festzuhalten, entweder an sich selbst (Selbstberührung), an Gegenständen (Objektberührung) oder anderen Menschen (Fremdberührung). Berührungsgesten sind gleichzeitig auch Beruhigungsgesten, denn durch Berührung wird im Körper Oxytocin, das sog. »Kuschelhormon«, ausgeschüttet. Oxytocin wirkt direkt beruhigend auf die Amygdala im limbischen System.

Adaptoren regeln emotionale Zustände. Wenn Sie sie beobachten, können Sie zielführend reagieren. Im konkreten Fall kann Carola C. mit Basaler Stimulation® die Möglichkeit gegeben werden, sich und andere zu spüren. Diese basalen Berührungen können in die körpernahe Versorgung integriert werden: Das bedeutet, Waschen, Abtrocknen und Eincremen sollten beruhigend mit der Haarwuchsrichtung ausgeführt werden. Sie finden das zu zeitintensiv? Aber Sie brauchen ja gar nicht mehr Zeit, doch die Wirkung ist eine andere! Auch ein Nestbau kann sehr entspannend sein. Ein Tuch über den Schultern oder die Oberschenkel erfüllt einen ähnlichen Zweck.

Damit sich Menschen wie Carola C. beruhigen und ihre Fürsorge leben können, wäre eine Empathiepuppe[11] o. ä. eine gute Möglichkeit.

[11] https://www.heavens-presents.de/Hospiz-Palliativpflege-PalliativeCare-Palliativ/empathiepuppen/emelie-65cm.html

Die Empathiepuppe Emelie ist etwas ganz besonders: In ihrem Inneren befindet sich ein schlagendes Herz. Wenn Menschen die Puppe in den Arm nehmen, wirkt das auf sie sehr beruhigend und sie können ihre fürsorgliche Seite ausleben.

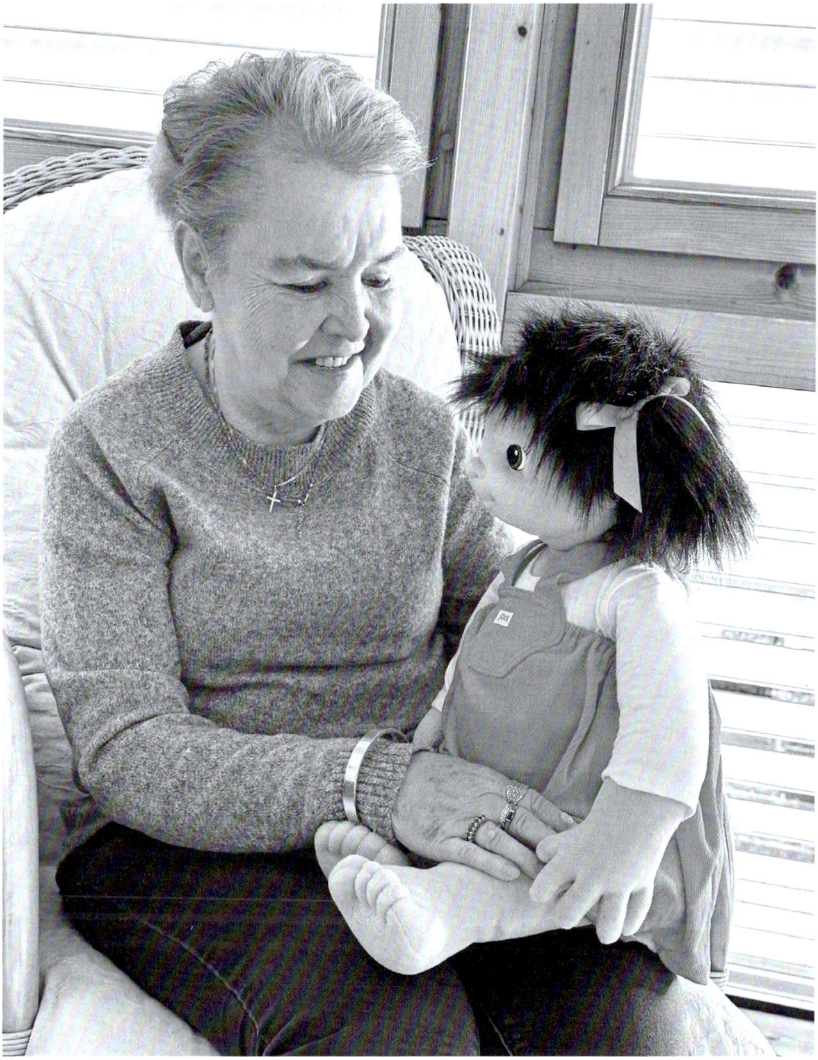

Abb. 13: Empathiepuppe »Emelie«.

3.4 Dorian D. bedroht andere Menschen

3.4.1 Die Fakten

Biografie: Der 70-jährige Dorian D. lebt seit zwei Jahren in einer Einrichtung. Er ist verheiratet. Seit einem Jahr ist bekannt, dass er seine Frau geschlagen hat. Sie kommt nur selten in die Einrichtung und möchte keine Fragen beantworten. Dorian D. war früher Landschaftsgärtner. Wegen seines jahrelangen Alkoholmissbrauchs wurde er frühzeitig berentet. Beim Einzug wurde verschwiegen, dass Dorian D. weiterhin trinkt.

Krankheitsbild: Alkoholabhängigkeit

Herausforderungen: Ohne erkennbaren Grund bedroht Dorian D. andere Bewohner oder Mitarbeiter. Sie haben mittlerweile Angst und gehen ihm aus dem Weg. Dorian D. verlässt das Haus mit seinem Rollator und geht zum Einkaufsmarkt, um Alkohol zukaufen. Wenn er getrunken hat, bleibt er im Zimmer, schaut fern oder schläft.

3.4.2 Die verschiedenen Sichtweisen

- **Die Sichtweise des Bewohners:** *»Ich habe mich mein Leben nur mit Wut auseinandergesetzt. Ich kann sie einfach nicht steuern. Ich habe selbst nichts anders erfahren. Meine Frau wurde von mir geschlagen und ich habe mich danach schlecht gefühlt und um Verzeihung gebettelt. Bis zum nächsten Mal. Ich habe getrunken, nein, gesoffen. Dann war es immer besonders schlimm. Ich habe mich selbst verachtet und weiter getrunken. Schuld hatten immer die anderen. Jetzt bin ich in einer mir fremden Welt und kann mich wieder nicht steuern. Alle schauen mich misstrauisch an. Wenn ich nüchtern bin, bin ich unruhig und fühle mich geladen. Wenn ich getrunken habe, komme ich wenigstens zur Ruhe.«*
- **Die Sichtweise der Ehefrau:** *»Wir haben uns mal geliebt, hatten Träume. Dann kamen der Alkohol und dann die Gewalt. Immer wieder hat er geschworen, mich nie mehr zu schlagen, ich wollte es glauben. Bis zum nächsten Schlag. Ich schwankte ständig zwischen Angst und Verachtung. Was sollte ich tun? Ich*

habe mich geschämt und musste meine blauen Flecken verbergen. Oft habe ich gedacht, dass ich froh bin, keine Kinder zu haben, obwohl ich mir so sehr Kinder gewünscht habe. Mein Mann ist jetzt in der Einrichtung und ich bin so froh, ihn los zu sein. Ich kann auch nicht oft dorthin. Auch soll ich Fragen zu seiner Biografie beantworten, dass mache ich aber nicht, ich schäme mich so.«

- **Die Sichtweise der Pflege- und Betreuungskräfte:** *»Wir haben Angst. Der Bewohner schreit uns an und droht mit Schlägen. Sein Blick ist ganz irre. Seit wir wissen, dass er seine Frau geschlagen hat, haben wir noch mehr Sorge. Schließlich müssen wir auch die anderen Bewohner schützen. Was ist, wenn er zuschlägt? Wenn er getrunken hat, ist er wenigstens ruhig und bleibt in seinem Zimmer.«*

3.4.3 Aus der Fallbesprechung: Tipps für Pflege und Betreuung

Gewalt ist immer ein Führungsthema, denn die Leitung einer Einrichtung hat auch den Auftrag, Mitarbeiter*innen und Bewohner*innen zu schützen. Damit ist es auch oft Gegenstand einer Fallbesprechung. Der Umgang mit Gewalt richtet sich danach, ob der Bewohner demenziell verändert ist oder noch kognitiv dazu in der Lage ist, mit der Sachlage umzugehen.

Wichtig ist grundsätzlich, dass Pflege- und Betreuungsteams einen fachlichen roten Faden haben **und** einhalten. Dabei hilft die Maßnahmenplanung, die allen bekannt sein muss und umgesetzt werden sollte. Dorian D. braucht klare Strukturen. Die körperliche Versorgung sollte nach Möglichkeit durch männliches Personal stattfinden. Menschen, die zu Gewalt neigen, schlagen selten Menschen, die »auf Augenhöhe« mit ihnen sind.

Von Izard[12] wird die sog. Feindseligkeitstriade beschrieben. Dazu gehören Ärger, Ekel und Verachtung. Menschen, die diese Emotion gleichzeitig zeigen, können sich nur sehr schlecht steuern.

---

[12] Vgl. Izard C (o. J.): Die Emotionen des Menschen. Beltz, Weinheim.

Dorian D. ist aktiver Alkoholiker. Trinkt er nicht, gerät er unter Druck und braucht dann dringend die »Droge« Alkohol, weil sie ihn beruhigt.

In der Fallbesprechung wird klar: Es darf hier nicht dem »Zufall« überlassen werden, ob und wie viel ein Mensch wie Dorian D. trinken darf. Er ist aktiver Alkoholiker. Gelernt werden muss der Umgang damit. Erstellen Sie mit aktiven Alkoholiker*innen gemeinsam einen Plan, wann und wie viel getrunken wird. Die Uhrzeiten und die Menge sind im Maßnahmenplan zu finden. Lassen Sie die Betroffenen nicht nach Alkohol «betteln«, sondern vereinbaren Sie mit ihnen feste Zeiten, die sie einhalten müssen. Ein Plan ist dafür da, dass sich alle daranhalten.

Gleichzeitig müssen Sie klare Verhaltensregeln aufstellen. Niemand wird in einer Einrichtung erzogen, jedoch gelten für alle die gleichen Regeln, die greifen, wenn Menschen aufeinandertreffen. Dazu gehören Wertschätzung, Respekt und keine Gewaltandrohung.

Info

Gewalt sollte aktenkundig werden

Es kommt bei Gewalttaten in einer Einrichtung selten zu Anzeigen. Oft aus dem Gedanken heraus: »Das müssen wir doch alles professionell regeln!« Ja, der Ansatz ist gut. Jedoch wird dadurch Gewalt nicht »aktenkundig«. Doch nur dann können Menschen ggf. forensisch untergebracht und somit therapeutisch behandelt werden.

3.5 Elvira E. wird nervös, wenn es dunkel wird

3.5.1 Die Fakten

Biografie: Elvira E. ist 90 Jahre, verwitwet und Mutter von vier Kindern. Es gibt noch eine fünf Jahre jüngere Schwester, die allein zu Hause lebt und ab und an zu Besuch kommt. Sie wird morgens gebracht und abends wieder abgeholt. Diese Schwester hat erzählt, dass Elvira E. als junges Mädchen oft eingesperrt wurde. Heute sitzt Elvira E. im Rollstuhl und kann sich mit Rollstuhllaufen fortbewegen. Die Kinder kümmern sich sehr um ihre Mutter. Sie berichten, dass ihre Mutter schon immer, wenn es dunkel wurde, nervös wurde. Sie habe seit dem Tod des Vaters viel Schlafmittel gebraucht. Da die Mutter jedoch allein gelebt hat, konnten sie über das aktuelle Schlafverhalten nicht viel sagen.

Krankheitsbild: Demenz

Herausforderungen: Elvira E. fährt tagsüber per Rollstuhllaufen durch den Wohnbereich. Sie sucht offene und helle Räume auf. Nachts möchte sie im Sitzen schlafen. Sobald es dunkel wird, wird sie unruhig, fängt an zu rufen, schreit oft auf, zittert und weint.

3.5.2 Die verschiedenen Sichtweisen

- **Die Sichtweise der Bewohnerin:** *»Ich war als Kind immer eingesperrt, im dunklen Keller. Männer haben mit mir Sachen gemacht, von denen ich nichts erzählen möchte.«*
- **Die Sichtweise der Schwester:** *»Wir hatten, nachdem alles besser wurde, nur eine kleine Wohnung. Meine Schwester und ich teilten uns ein Zimmer. Ich weiß, dass ich nachts das Licht nicht ausmachen durfte. Meine Schwester kam nachts auch immer zu mir ins Bett. Manchmal schrie sie nachts auf.«*
- **Die Sichtweise der Pflege- und Betreuungskräfte:** *»Wir verstehen unsere Bewohnerin. Sie durchlebt ihre Vergangenheit. Das, was ihr widerfahren ist, zeigt sich in ihren Ängsten.«*

3.5.3 Aus der Fallbesprechung: Tipps für Pflege und Betreuung

Es liegt auf der Hand, was Elvira E. benötigt: Helligkeit und Sicherheit. Im Maßnahmenplan müssen für sie klare Schlafrituale beschrieben und eingehalten werden. Ihre Ängste vor der Dunkelheit gehören im Maßnahmenplan in die Grundbotschaft.

Die Pflege- und Betreuungskräfte vereinbaren in ihrer Fallbesprechung folgendes: Sie sorgen nachts für ein warmes, blendfreies Licht. Basale Pflege kann dabei unterstützen, dass Betroffene etwas ruhiger werden. Auch eine Empathiepuppe könnte Entlastung bringen. Es gilt zu akzeptieren, wenn ein Mensch nicht im Bett schlafen möchte, weil ihm das Angst macht. Vielleicht besteht die Möglichkeit, eine gemütliche Couch ins Zimmer zu stellen. Auf dieser Couch könnte der Betroffene bequemer schlafen und würde vielleicht sogar später das Bett akzeptieren.

Eine weitere wichtige Entscheidung der Fallbesprechung: Auf jeden Fall muss in dieser Situation fachärztlich abgeklärt werden, ob eine Posttraumatische Belastungsstörung (PTBS) vorliegt.

3.6 Franziska F. hat Angst, vergiftet zu werden

3.6.1 Die Fakten

Biografie: Franziska F. ist 82 Jahre alt, war nie verheiratet und hat keine Kinder. Es gibt eine Familie mehr. Franziska F. war ihre Leben lang allein. Sie arbeitete als Bürokauffrau. Laut Betreuer war sie mehrfach in psychiatrischen Kliniken.

Krankheitsbilder/Symptome:
- Demenz
- Paranoide Schizophrenie mit Vergiftungswahn

Herausforderungen: Franziska F. ist misstrauisch gegenüber dem Personal. Sie ist davon überzeugt, dass sie vergiftet wird. Infolgedessen nimmt sie keine Medikamente und isst immer weniger. Sie schläft nur im Sitzen, im Liegen bekommt sie schlecht Luft. Ihre Beine sind ödematös. Die Körperpflege ist nur bei einer guten Tagesform möglich. Franziska F. hat keine Krankheitseinsicht.

3.6.2 Die verschiedenen Sichtweisen

- **Die Sichtweise der Bewohnerin:** »*Schon in der Kindheit war ich anders. Meine Mutter hat immer darauf geachtet, dass es niemand merkt. Ich musste für die Schule viel tun und das Konzentrieren fiel mir schwer. Aber ich habe die Volksschule geschafft und machte eine Lehre im Büro. Klare Strukturen waren für mich wichtig, schon fast lebenswichtig. Hatte ich keine Struktur, bekam ich Stress und ich hörte dann immer lautere Stimmen. Im Laufe der Zeit habe ich mich damit arrangiert. Ich hatte meine Arbeit und meine kleine Wohnung. Dann wurde ich zunehmend desorientierter und vergesslich. Als ich einen Herzinfarkt hatte, kam das Aus. Ich musste in eine Einrichtung. Meine Welt steht Kopf.*«
- **Die Sichtweise der Pflege- und Betreuungskräfte:** »*Unsere Bewohnerin tut uns leid. Sie wird dünner und dünner. Wir versuchen doch alles. Wenn es so weiter geht, muss sie wieder ins Krankenhaus.*«

3.6.3 Aus der Fallbesprechung: Tipps für Pflege und Betreuung

Da Franziska F. zurückgezogen gelebt hat und ihre beruflichen Pflichten stets erledigen konnte, ist sie nie groß aufgefallen. Erst der Herzinfarkt führte dazu, dass sich ihre Welt veränderte und dies könnte ein möglicher Grund für die akute Phase der Schizophrenie sein.

Die Entscheidungen der Fallbesprechung: Zunächst ist es wichtig, dass die Medikamente neu eingestellt werden. Eine Pflegekraft wird mit dem Neurologen über ein Depot-Neuroleptikum sprechen. Als zweite, nicht weniger wichtige Maßnahme, gilt es, dass Pflege- und Betreuungskräfte eine vertrauensvolle Beziehung zu Franziska F. aufbauen. Was auch immer sie tun, muss geplant, verlässlich und strukturiert geschehen. Also wird im Team über den Tagesablauf von Franziska F. gesprochen. Es muss rekonstruiert werden, wie sie früher ihren Tag gestaltet hat. Ein daran angelehnter Ablauf muss dann eingehalten, von allen im Team, egal, wer im Dienst ist. Es geht um langsame, kleine Schritte. Franziska F. muss z. B. immer wieder zunächst hören, was jemand tut, was der Plan ist.

Um Franziska F. mehr Vertrauen zu ermöglichen, werden ihr ihre ungeöffneten Medikamentenpackungen gegeben. Sie erhält nun die Chance, ihre Tabletten aus dem Blister zu lösen. Diese Selbstständigkeit gilt auch für Lebensmittel und Getränke. Es könnte sich auch lohnen, ein Essen, ein Getränk gemeinsam zuzubereiten.

Franziska F. war Bürokauffrau. Obwohl man zu ihrer Zeit wohl noch »Bürokaufmann« gesagt hat ... Die Pflege- und Betreuungskräfte überlegen gemeinsam, was diesen Beruf ausgezeichnet hat. Vielleicht lassen sich noch alte Gegenstände aus der Zeit von Franziska F.'s Berufstätigkeit finden. Oder aber mögliche Gesprächsthemen.

Wenn es noch möglich ist, sollte ein Stimmenparameter besprochen werden. Dazu nutzen die Pflege- und Betreuungskräfte eine stabile Phase von Franziska F. Gemeinsam bestimmen sie, wie stark die Stimmen Einfluss auf Franziska F. nehmen:

- 0 bedeutet: keine Stimmen,
- 10 bedeutet: die Stimmen sind so stark, dass sie keine Abwehr mehr hat.

Es gilt, die folgenden Fragen zu klären:

- Bei welcher Zahl werden die Stimmen zu stark, sodass die Kontrolle von den Stimmen übernommen wird?
- Was ist dann konkret zu tun? Z. B.: Medikamente prüfen, Reize reduzieren, Rückzug ins Zimmer ermöglichen, Stress reduzieren usw.

Bei allem wird Franziska F. einbezogen. Es wird verhandelt statt behandelt. Ob das Geplante umgesetzt werden kann, muss im Rahmen der Demenz abgeklärt werden. Im Vordergrund bei Franziska F. Angst und Misstrauen. Sie braucht also v. a. Sicherheit. Erst dann kann sie weitere Schritte gehen.

Sollte sich die Situation extrem verschlechtern, wird vereinbart, Franziska F. noch einmal in ein psychiatrisches Krankenhaus einzuweisen.

3.7 Gerda G. ist in einer manischen Phase

3.7.1 Die Fakten

Biografie: Gerda G. ist 64 Jahre alt und seit vier Wochen in der Einrichtung. Ihr Mann hat sich vor zehn Jahren nach einem langen Eheleiden (seine Worte), scheiden lassen. Da er sich trotzdem noch für Gerda G. verantwortlich fühlt, kümmert er sich um benötigte Dinge. Gerda G. hat einen Sohn, der im Ausland lebt und nur zum Vater Kontakt hält. Gerda G. leidet darunter, dass ihr Sohn sie nicht sehen will. Ihr Ex-Mann erzählt, dass sie in den manischen Phasen nicht erreichbar ist. In den depressiven Phasen leidet sie und ist einfach nur verloren. Daher konnte sie auch nicht mehr allein leben.

Krankheitsbild: Bipolare Störung, derzeit manische Phase

Herausforderungen: Gerda G. hält sich an keine Absprachen. Wenn Sie angesprochen wird, geht sie aus dem Kontakt. Wenn sie etwas machen soll, schließt sie sich in der Toilette ein. Sie zeigt deutliche Drohgebärde. Ihre Stimme überschlägt sich und sie hat viele Ideen. Sie geht im Wohnbereich hin und her und möchte überall teilnehmen. Ihre Medikamente verweigert sie. Sie hat keine Krankheitseinsicht.

3.7.2 Die verschiedenen Sichtweisen

- **Die Sichtweise der Bewohnerin:** *»Ich bin gerade die Größte, nur die anderen verstehen das nicht! Ich bin nicht krank! Warum sollte ich Medikamente nehmen? Ich habe auch viele Ideen und die anderen hindern mich, sie umzusetzen! Denen werde ich es aber zeigen! Die haben sich schließlich meinen Wünschen anzupassen! Deswegen lasse ich mir auch nichts sagen!«*
- **Die Sichtweise des Ex-Mannes:** *»Meine Ex-Frau tut mir so leid, aber ich kann nicht mehr und ich will auch nicht mehr. Jetzt ist sie in der Einrichtung und ich werde mich zukünftig mehr zurückziehen. Ich habe ein Recht auf ein eigenes Leben.«*
- **Die Sichtweise der Pflege- und Betreuungskräfte:** *»Wir haben Angst vor der Bewohnerin, vor dem uns Unbekannten, und davor, dass sie wirklich zuschlägt. Manchmal fragen wir uns, was solche Bewohner bei uns zu suchen haben. Schließlich sind wir keine Psychiatrie. Und sie ist auch viel zu jung für unsere Einrichtung.«*

3.7.3 Aus der Fallbesprechung: Tipps für Pflege und Betreuung

Zur Vorbereitung der Fallbesprechung beschäftigt sich das Team mit Affektiven Störungen (▸ Kap. 4.3). Das Verhalten, dass Gerda G. zeigt, sind die Symptome einer sog. »manischen Phase«. Ist ein erkrankter Mensch intensiv in seiner Phase, können Sie in der stationären Langzeitpflege oft nur noch eine Schadensbegrenzung durchführen. Dann müssen Sie die Entscheidung treffen, ob Sie den Menschen nicht besser an eine Fachklinik übergeben.

Soll das nicht geschehen, so geht es v. a. darum, eine tragfähige Beziehung zu bekommen und zu erhalten. Geben Sie einer Bewohnerin wie Gerda G. eine Tagesstruktur. Fangen Sie geduldig mit kleinen Schritten an. Bedenken Sie: Verhandeln statt behandeln! Beginnen Sie damit, feste Uhrzeiten mit einem kleinen Spielraum zu vereinbaren. So vermitteln Sie einem Menschen in einer manischen Phase das Gefühl, dass er Entscheidungen treffen kann. Unterstützen Sie dann diese erste kleine Selbstbestimmung. Geben Sie dem Betroffenen Unterstützung bei seinem Bewegungsdrang, indem Sie sich bei Beschäftigungsangeboten auf solche konzentrieren, die Bewegungen ermöglichen.

Die Pflege-Einrichtungen sind schon lange keine Heime bzw. Altenheime mehr. Es sind Einrichtungen der stationären Langzeitpflege. In Zukunft werden Sie es auch in Ihrer Einrichtung immer mehr mit jüngeren Menschen und mit Menschen mit psychiatrischen Krankheitsbildern zu tun haben. Diese Krankheitsbilder sind nicht immer einfach zu verstehen. Es ist zwingend erforderlich, dass Sie sich damit auseinandersetzen. 3

Tipp

Besuchen Sie einmal ein Psychoseseminar oder -forum. Dort treffen Sie erkrankte Menschen, die übrigens die wirklichen Profis sind, denn sie kennen das Krankheitsbild. Auch Angehörige und in Fachbereichen Tätige nehmen an solchen Treffen teil. Sie gehen in den sog. Trialog und tauschen sich aus. Bestimmt gibt es auch in Ihrer Nähe ein Treffen.

3.8 Hanna H. ist »Hypochonderin«

3.8.1 Die Fakten

Biografie: Hanna H. ist 55 Jahre alt und in einer Beziehung mit einem Bewohner. Sie ist geschieden und hat als Zahnarzthelferin gearbeitet. Das Einzige, was sie gerne gemacht hat, ist Lesen.

Krankheitsbilder/Symptome: Apoplex

Herausforderungen: Hanna H. sitzt im E-Rollstuhl, den sie mittels Joystick bewegt. Sie fährt im Wohnbereich hin und her, eckt immer wieder an den Wänden an. Sie kommt oft ins Dienstzimmer, klagt über Schwindel und

Schmerzen im Arm. Es wurde alles abgeklärt und somatisch ließ sich keine Ursache finden. Bekommt Hanna H. keine direkte Aufmerksamkeit, fängt sie an, sich den Unterarm der betroffenen (schmerzenden) Seite aufzukratzen, bis es blutet.

3.8.2 Die verschiedenen Sichtweisen

- **Die Sichtweise der Bewohnerin:** *»Ich bin 55 Jahre und im Heim. So habe ich mir mein Leben nicht vorgestellt. Seit zwei Jahren bin ich geschieden und immer noch nicht darüber hinweg. Ich fühle mich so allein. Niemand kümmert sich um mich. Als ich den Schlag bekommen habe, hatte ich Glück, dass dies bei der Arbeit passiert ist. Ich bekam sofort Hilfe. Zuhause wäre ich allein gewesen. Aber, was heißt Glück? Hier kümmert sich auch niemand um mich. Jetzt habe ich einen Mann kennengelernt, aber es ist nicht so einfach. Vielleicht hat er nur Mitleid«*
- **Die Sichtweise der Pflege- und Betreuungskräfte:** *»Wir versorgen die Bewohnerin jeden Tag. Sie bekommt eine gute Pflege und Beschäftigungsangebote. Wir können aber nicht 24 Stunden nur für sie da sein. Wir haben noch mehr Bewohner. Es ist schlimm, so jung in einer Einrichtung zu sein. Es wurde beim Arzt alles abgeklärt, aber nichts gefunden. Wir fragen uns immer wieder, ob sie überhaupt bei uns richtig aufgehoben ist.«*

3.8.3 Aus der Fallbesprechung: Tipps für Pflege und Betreuung

Die Fakten liegen bei der Fallbesprechung schnell auf dem Tisch: Hanna H. hat die Situation sowie den Apoplex für sich noch nicht erfasst und schon gar nicht akzeptiert. Sie hat eine Scheidung hinter sich und muss sich in ihrem Leben nun allein orientieren. Dann kam der Apoplex und das Wissen, wenn sie allein gewesen wäre, wäre die Situation bedeutend schlimmer. Nun hat sie Angst vor dem Alleinsein. Denn wenn ihr da etwas passiert, hätte sie keine Hilfe.

Im Vordergrund stehen bei dieser Bewohnerin also Angst und Trauer. Die Pflege- und Betreuungskräfte müssen der Bewohnerin deshalb Sicherheit durch Zuverlässigkeit vermitteln. Das könnte durch Basale Stimulation® ermöglicht werden. Die Bewohnerin muss sich spüren können. Fühlt sie sich allein, wird der innere Druck so stark, dass sie beginnt, sich zu verletzen. Die Verletzung ist zum einen eine Druckentlastung, zum anderen bekommt die Bewohnerin dadurch tatsächlich Aufmerksamkeit. Eine gute Pflege und Betreuung können beides regulieren. Zum einen Zuverlässigkeit und Elemente der Basalen Stimulation®. Konkret bedeutet das, die körpernahe Pflege mit dem Waschlappen in Haarwuchsrichtung ausführen, ebenso das Abtrocknen und Eincremen. Im Betreuungsbereich sollten gleichfalls körperwahrnehmende Angebote stattfinden, z. B. Unterarmmassagen oder Handpackungen. Dazu wird eine kleine Menge Speisequark mit etwas Sonnenblumenöl verrührt. Das Öl macht den Quark cremig. Die Hände werden damit dick bedeckt und die Mischung darf ein paar Minuten einwirken, ehe sie abgewaschen wird. Die Hände fühlen sich dadurch weich an und sind gut gepflegt. Mischt man Quark mit Zucker, kann ein schönes Handpeeling stattfinden.

Zum anderen braucht die Bewohnerin Aufmerksamkeit. Sie braucht das Gefühl, etwas wert zu sein. Vielleicht kann sie kleine Aufgaben übernehmen, z. B. Einkäufe für andere Bewohner. Da Hanna H. keine Sprachstörungen zu haben scheint, kann sie vielleicht anderen Bewohnern etwas vorlesen.

Exkurs »Schmerz«

Es gibt keinen eingebildeten Schmerz. Beachten Sie bitte den Expertenstandard Schmerzmanagement in der Pflege. Dort steht klar: *»Schmerz ist das, was die Person, die ihn erfährt, über ihn angibt; er ist vorhanden, wenn sie sagt, dass er da ist.«*[13] Weiterhin stellt der Expertenstandard das sog. bio-psycho-soziales-Modell in den Vordergrund. Es besagt, wie vielfältig die Einflussfaktoren auf das Erleben eines Schmerzes sind. Nehmen Sie in der Pflege und Betreuung jeden Schmerz ernst. Denken Sie bitte auch außerhalb der Analgetika und schauen Sie, welche Mittel aus dem nicht-medikamentösen

---

[13] Vgl. Deutsches Netzwerk für Qualitätsentwicklung in der Pflege (DNQP) (2020): Expertenstandard Schmerzmanagement in der Pflege. Osnabrück.

Bereich hier wirkungsvoll eingesetzt werden. Dazu gehören Entspannungsangebote, Ablenkungen und/oder physikalische Angebote. Es gilt auch hier grundsätzlich, zu verhandeln statt zu behandeln. Wenn ein Mensch einen Schmerz äußert und daraufhin gesagt bekommt, er solle Fernsehen schauen und sich davon ablenken, ist das nicht hilfreich. Dieser Mensch braucht auch die Information darüber, was eine Ablenkung bewirken kann. Er muss erfahren, dass durch die Ablenkung die Konzentration auf den Schmerz und somit auf noch mehr Schmerzen reduziert werden kann. Betrachten Sie bitte immer die Zusammenhänge: Körper und Geist sind untrennbar miteinander verbunden.[14]

3.9 Ida I. ist unbeliebt

3.9.1 Die Fakten

Biografie: Ida I. wohnt seit gut drei Jahre in der Einrichtung. Sie ist 87 Jahre alt und ehemalige Sekretärin. Vor drei Jahren ist ihr Ehemann gestorben. Ida I. hat eine Tochter, zu der sie ein eher unterkühltes Verhältnis hat. Die Tochter verspricht zwar Ida I. zwar immer wieder, sie zu gemeinsamen Unternehmungen abzuholen, hält ihre Versprechen aber nicht. Auch die Enkelin kommt nicht zu Besuch. Die Schwägerin von Ida I. ist die einzige Person, die sich um sie kümmert. Ida I. malt sehr gerne. Sie ist mobil und legt sehr viel Wert auf ihr Äußeres.

Krankheitsbild: Demenz

Herausforderungen: Ida I. besitzt ein Telefon und ruft halbstündlich ihre Tochter an. Diese ruft wiederum das Personal an und möchte, dass das Personal die Anrufe unterbindet. Bei den anderen Bewohnern ist Ida I. unbeliebt. Sie schimpft über andere und will immer alles besser wissen und machen.

---

[14] Vgl. Butler D (2016): Schmerzen verstehen. Springer, Berlin.

3.9.2 Die verschiedenen Sichtweisen

3

- **Die Sichtweise der Bewohnerin:** *»Ich hatte im Beruf immer das Sagen. Ich war die Sekretärin des Chefs. Alle mussten an mir vorbei, die Termine habe ich abgesprochen, ihn an Wichtiges erinnern usw. Die Arbeit und das Ansehen waren mir immer wichtig. Was sollen schließlich die Leute denken! Meine Tochter hat es mir immer übelgenommen, dass die Arbeit und vor allem mein Chef an erster Stelle standen. Jetzt, wo ich sie brauche, zeigt sie mir, dass ich nicht an ihrer ersten Stelle stehe. Meine Enkelin hat sie auch vergiftet. Meine Tochter hatte zu ihrem Vater immer ein besseres Verhältnis. Das verletzt mich sehr, aber ich habe nicht gelernt, meine Gefühle zu zeigen. Ich habe gelernt zu funktionieren. Etikette ist das A und O!«*
- **Die Sichtweise der Tochter:** *»Warum sollte ich mich jetzt um meine Mutter kümmern? Sie hat sich auch nicht um mich gekümmert. Ihr war alles andere wichtiger. Ihr Chef stand an erster Stelle und dann kamen wir. Meinen Vater habe ich immer bewundert, wie geduldig er war oder hat er alles einfach nur ertragen? Ich habe mir geschworen, dass meiner Tochter so eine Kälte erspart bleibt.«*
- **Die Sichtweise der Schwägerin:** *»Mein Gott, sie ist alt und krank. Einer muss sich doch kümmern. Sie hat so viel gearbeitet und in der Familie herrschte immer Ordnung und Sauberkeit. Was sollten schließlich die Nachbarn denken! Meine Nichte versteht das nicht.«*
- **Die Sichtweise der Pflege- und Betreuungskräfte:** *»Wir würden der Bewohnerin am liebsten das Telefon wegnehmen. Das geht leider nicht, das wäre Diebstahl. Nur sitzen wir zwischen den Stühlen. Da ist die Mutter, die nicht versteht, dass sie nicht anrufen soll – Da ist die Tochter, die uns Vorwürfe macht, wir hätten die Mutter nicht im »Griff« und könnten unseren Job nicht! So geht es uns auch bei den anderen Bewohnern: Sie erwarten von uns, dass wir der Bewohnerin den Mund verbieten. Manchmal kommt man sich vor wie im Kindergarten!«*

3.9.3 Aus der Fallbesprechung: Tipps für Pflege und Betreuung

Menschen sind Menschen und verhalten sich so – egoistisch, selbstverliebt, rücksichtslos, verletzend. Aber Menschen sind auch liebenswert, hilfsbereit, schützend und sich aufopfernd. Nur, wann sind sie was? Bewohner, die in die stationäre Langzeitpflege einziehen, haben ihr Leben erst einmal ohne Pflege- und Betreuungskräfte gelebt. Sie sind erwachsene Menschen mit allen Höhen und Tiefen des Lebens. Wenn ein Mensch geboren wird, hat er nur Fähigkeiten, die seinem Überleben dienen. Dann beginnt Erziehung.

Abbauprozesse, Erkrankungen und weitere Einflussfaktoren führen dazu, dass der Mensch im Alter Fähigkeiten wieder verliert. Aber kein erwachsener Mensch wird wieder zum Kind.

Was Ida I. jedoch zeigt, sind ihre eingesperrten Gefühle und tiefvorhandene Wünsche: Nach Fürsorge, Selbstbestimmung, Etikette und Ordnung! Sie hat Angst. Angst davor »entlarvt« zu werden. Angst davor, mit all den eingesperrten Gefühlen zu sterben. Wenn eine Emotion ausgesprochen wird, kann sie fließen, losgelassen werden.

Auch in diesem Fall ist es hilfreich, die emotionale Ja-Straße zu beschreiten. Ein »Ja« bedeutet eine Zustimmung, ein »Nein« eine Ablehnung. Wenn Ida I. über andere Menschen schimpft, kann man ihr sagen, dass sie eine »sehr ordentliche Frau ist«. Sie wird dem zustimmen. Sagt man ihr: »Ihnen ist es wichtig, dass alles in Ordnung ist«, wird sie auch dem zustimmen. So können die Gefühle fließen. Ida I. fühlt sich bestätigt, ohne dass andere Bewohner*innen benachteiligt werden.

Wenn die Ja-Straße bei Ihnen das Gefühl erweckt, Ida I. würde Recht bekommen, so ist dies ein falscher Eindruck. Ihr wird nicht gesagt, dass sie Recht hat, sondern ihr inneres Empfinden wird stellvertretend durch die Pflege- und Betreuungskräfte gespiegelt.

Ida I. sollte die Möglichkeit erhalten, ihre Fürsorge zu leben. z. B. mit einer Empathiepuppe.

Auch mit der Tochter solle ein Gespräch geführt werden. Vielleicht ist sie bereit, einen digitalen Bilderrahmen zu füllen oder eine MP 3 zu besprechen. Ida I. könnte dadurch ihre Tochter »erleben« und Nähe spüren. Die Ohrhörer eines MP 3 Players sind zu empfehlen, weil das direkte Hören am Ohr sich näher anfühlt als ein Player im Zimmer. Bitte keine Kopfhörer benutzen, die Ohrmuscheln und der Bügel werden oft nicht akzeptiert.

3.10 Julia J. ruft immer: »Hallo! Hallo!«

3.10.1 Die Fakten

Biografie: Julia J. ist eine 88-jährige Frau. Sie ist studierte Biologin und arbeitete bis zur Rente in einem großen Lebensmittelkonzern. Ihre beste Freundin ist 80 Jahre alt und besucht sie einmal in der Woche. Julia J. lächelt, wenn sie kommt. Die Freundin erzählt, dass Julia J. ihr Leben lang nur gearbeitet hat. Sie musste sich immer gegen ihre männlichen Kollegen behaupten.

Krankheitsbild: Demenz

Herausforderungen: Julia J. schläft viel. Sobald sie aufwacht, ruft sie: »Hallo! Hallo!« Hat sie dann Kontakt zu anderen Menschen, ist sie ruhiger. Wenn sie im Wohnbereich unterwegs ist, sammelt sie, v. a. Lebensmittel. So befinden sich in ihrem Zimmer oft verschimmelte Lebensmittel.

3.10.2 Die verschiedenen Sichtweisen

- **Die Sichtweise der Bewohnerin:** *»Ich habe mein Leben lang gearbeitet und musste mich immer durchsetzen. Jetzt bin ich alt und müde und möchte einfach nur noch schlafen. Ich habe keine Kraft mehr. Wenn ich wach werde, weiß ich oft nicht, was los ist. Wenn ich unterwegs bin, muss ich wieder meine Arbeit erledigen und Material für Untersuchungen einsammeln. Ab und zu kommt ein Mensch, den ich liebe. Ich weiß nicht mehr genau, wer es ist, aber ich fühle, wie gut mir das tut.«*

- **Die Sichtweise der Freundin:** *»Wir haben uns durch einen Freund von mir kennengelernt. Er hat mit Julia im Lebensmittelkonzern gearbeitet. Sie war immer schon sehr verschlossen. Ich bin ihre einzige Freundin. Sie ist die beste Freundin, die man sich vorstellen kann. Mit ihr konnte man Pferde stehlen. Ich freue mich immer so sehr, wenn sie lächelt. Aber ich weiß auch nicht, wie lange ich noch kommen kann.«*
- **Die Sichtweise der Pflege- und Betreuungskräfte:** *»Die Bewohnerin schläft sehr viel. Wenn Einzelbetreuung stattfinden soll, geht es nicht, weil sie schläft. Wenn sie wach ist und durch den Wohnbereich geht und sammelt, ist sie kaum zu erreichen.«*

3.10.3 Aus der Fallbesprechung: Tipps für Pflege und Betreuung

Im fortgeschrittenen Alter nehmen die Kräfte ab und der Mensch zieht sich zurück und braucht Erholung. Das wäre eine mögliche Erklärung in diesem Fall. Abzuklären ist jedoch, ob sie stimmt oder ob einfach attraktive Angebote fehlen. Julia J. musste sich ihr ganzes Leben lang durchsetzen und hat immer viel gearbeitet. Jetzt braucht sie Ruhe. Wenn sie anfängt, »Hallo/Hallo« zu rufen, braucht sie Orientierung. Genau das wollen Pflege- und Betreuungskräfte künftig beachten. So vereinbaren sie es bei der Fallbesprechung: Sie müssen Julia J. mit ihrer Identität, also mit ihren Namen, ansprechen. Bei der Bewohnerin soll künftig die Körperpflege in Haarwuchsrichtung erfolgen. Ein »Nest« als Rückzugsort, eine Empathiepuppe als »Halt«, können weitere Beruhigungsmöglichkeiten sein.

Wenn Julia J. wach ist, braucht sie Struktur und eine Lebensraumgestaltung. Sie könnte z. B. für Beschäftigungsangebote geweckt werden. Möglichst immer zur selben Zeit. Sie wird dann mit ihrem Namen angesprochen und erhält Angebote der basalen Stimulation® (▸ Kap. 5.1), um sich zu spüren. Bei Julia J. könnten Themen aus ihrer früheren Labortätigkeit sinnvoll sein. Auch das gemeinsame Anschauen von Bildern oder Büchern bietet sich an. Selbstverständlich muss darauf geachtet werden, dass Julia J. ihre Brille trägt bzw. eine beleuchtete Lupe bereitsteht.

Sobald Julia J. sich ans Sammeln macht, sollte sie einen Korb erhalten. So können die Pflege- und Betreuungskräfte sehen, was gesammelt wird. Wenn Julia J. nicht in ihrem Zimmer ist, werden die Lebensmittel diskret entfernt. Eine Diskussion über dieses Verhalten findet nicht statt.

3.11 Lena L. wird palliativ begleitet

3.11.1 Die Fakten

Biografie: Linda L. ist 84 Jahre alt und an Brustkrebs erkrankt. Sie lebt seit einem Jahr in der Einrichtung. In den letzten Wochen hat sich ihr Allgemeinzustand sehr reduziert. Eine Chemotherapie hat sie abgelehnt. Linda L. ist verwitwet und hat keine Kinder.

Krankheitsbild: Mamma CA

Herausforderung: Linda L. hat Schmerzen im Bereich von 6–10 NRS, die Schmerzsituation ist instabil. Sie lehnt Hilfe ab und sagt immer wieder, dass »sie gehen möchte«. Sie ist kognitiv fit und sehr intelligent.

3.11.2 Die verschiedenen Sichtweisen

- **Die Sichtweise der Bewohnerin:** *»Ich habe mein Leben gelebt und jetzt ist der Krebs da. Beide Brüste sind schon ab, aber das ist nicht schlimm, aber der Krebs ist leider nicht weg. Er frisst mich auf. Ich will nicht mehr leben. Eine Therapie verlängert nur unnötig mein Leiden. Ich habe auch niemanden mehr, der mich vermissen würde.«*
- **Die Sichtweise der Pflege- und Betreuungskräfte:** *»Wir verstehen die Bewohnerin sehr gut und fühlen uns selbst sehr ohnmächtig. Die Bewohnerin leidet sehr.«*

3.11.3 Aus der Fallbesprechung: Tipps für Pflege und Betreuung

In der beschriebenen Situation stehen zwei Bereiche im Vordergrund, der Wunsch der Bewohnerin, erlöst zu werden, und ihr Schmerzgeschehen. Von diesem Punkt ausgehend vereinbart das Team in der Fallbesprechung Folgendes:

Die Pflege- und Betreuungskräfte geben der Bewohnerin in dieser Situation die Möglichkeit, über ihr Leben und ihren Todeswunsch zu sprechen. Es geht nicht um eine Diskussion, sondern um ein Zuhören, und um die Möglichkeit, das Wohlbefinden der Bewohnerin zu stärken. Die Britin Cicely Saunders, die das erste Hospiz in Großbritannien gegründet hat, sagte einmal: *»Du zählst, weil du bist. Und du wirst bis zum letzten Augenblick deines Lebens eine Bedeutung haben.«*[15]

Palliative care (»von lat. palliare »mit einem Mantel bedecken«, von engl. care »Versorgung, Betreuung«) ist der Oberbegriff für alle Bereiche der Versorgung unheilbar kranker und sterbender Menschen. Die Charta für Sterbende (2023) trifft folgende Aussage: *»Jeder Mensch hat ein Recht auf ein Sterben unter würdigen Bedingungen. Er muss darauf vertrauen können, dass er in seiner letzten Lebensphase mit seinen Vorstellungen, Wünschen und Werten respektiert wird und dass Entscheidungen unter Achtung seines Willens getroffen werden.«*[16]

Die Phasen nach Kübler-Ross sind Ihnen sicherlich bekannt:

- Phase 1: Nicht-wahrhaben-wollen
- Phase 2: Wut, Zorn, Auflehnung
- Phase 3: Verhandeln
- Phase 4: Depression
- Phase 5: Akzeptanz und Annahme

---

15 Vgl. Stöcker M (2022c): Würde und Professionalität. In Pflege und Betreuung mit dem Sterben umgehen. Vincentz, Hannover.

16 https://www.charta-zur-betreuung-sterbender.de/die-charta.html

Übung

Überlegen Sie kurz, in welcher Phase sich Lena L. befindet.

Je nach Phase benötigt die Bewohnerin eine andere Art der Begegnung. In der ersten Phase benötigt der Mensch einen aktiven Zuhörer. Das bedeutet, dass Sie Ihren Gesprächspartner ausreden lassen und nicht unterbrechen. Hören Sie zu, und akzeptieren Sie die Tatsache, dass nicht immer eine Lösung zur Verfügung steht. Stellen Sie Fragen, um Ihren Gesprächspartner zu verstehen. Achten Sie auf eine zugewandte Körpersprache.

In der zweiten Phase, der Auflehnung, achten Sie auf Gefühle des Ärgers. Hören Sie die Botschaft zwischen den Wörtern. Worum geht es? Ist es eine Sachaussage, eine Selbstkundgabe, ein Beziehungshinweis oder ein Appell?

Die dritte Phase ist die Phase des Verhandelns. Es werden vielleicht noch Wünsche geäußert, die nicht immer realistisch sind.

Die vierte Phase der Depression ist geprägt von Traurigkeit. Auch in dieser Phase sollten Sie wieder aktiv zuhören. Der universelle Auslöser der Trauer ist Verlust. Ein Mensch verliert sein Leben.

Die letzte Phase zeigt sich durch Schwäche und das Unvermeidbare ist akzeptiert.

Wahrscheinlich befindet sich Lena L. in vierten/fünften Phase. Für Pflegende und Betreuende, die Bewohner*innen in dieser Phase begleiten, bedeutet es auch, sich selbst mit dem Thema auseinanderzusetzen. Bleiben Sie offen und haben Sie Mut, sich dem Thema zu stellen.

Weiterhin greift auch hier der Expertenstandard Schmerzmanagement in der Pflege. Mit Lena L. muss nun besprochen werden, unter welchen Bedingungen sich die Schmerzen verändern. Falls Ihre Einrichtung (noch) nicht an ein Palliativnetzwerk angeschlossen ist, ist es eine Überlegung wert.

Genauso können Sie sich an ein ambulantes Hospiznetz wenden. Die ehrenamtlichen Mitarbeiter unterstützen auch die stationäre Langzeitpflege. Selbstverständlich sollte dies mit der Bewohnerin besprochen werden.

3.12 Martin M. droht mit der Geste einer Waffe

3.12.1 Die Fakten

Biografie: Martin M. ist seit drei Monaten in der Einrichtung. Er war früher Polizist, ist jetzt 70 Jahre alt, verheiratet und hat drei uneheliche Kinder von drei verschiedenen Frauen. Die jetzige Ehe ist kinderlos geblieben. Seine 50-jährige Frau besucht ihn regelmäßig. Sie beschreibt ihren Mann als lebenslustig und charmant. »Er war immer zum Flirten bereit.« Das Voranschreiten der Demenz ging bei Martin M. sehr schnell und seine Ehefrau kam zu Hause nicht damit klar.

Krankheitsbild: Demenz

Herausforderung: Martin M. ändert sein Verhalten oft raptusartig, d. h. abrupt einsetzend, von einer Sekunde zur anderen. Eine körpernahe Versorgung findet daher nur sporadisch statt. Kommt man ihm zu nahe, macht er mit den Fingern die Geste des Schießens: Daumen hoch und Zeigefinger nach vorne gestreckt, als Waffe, und schnalzt mit der Zunge.

3.12.2 Die verschiedenen Sichtweisen

- **Die Sichtweise des Bewohners:** *»Ich bin Polizist gewesen und habe mich für Gerechtigkeit eingesetzt. Und ich liebe Frauen und hatte einige Freundinnen. Sehr gerne habe ich geflirtet und muss gestehen, durch meine Uniform hatte ich auch viele Möglichkeiten. Jetzt kommen fremde Menschen und wollen mich waschen. Was wollen die von mir? Und schon gar nicht in einem Befehlston.«*

- **Die Sichtweise der Ehefrau:** *»Ich kam zu Hause mit meinem Mann nicht mehr zurecht. Ich musste nur auf ihn aufpassen und dafür bin ich einfach zu jung. Jetzt ist mein Mann in der Einrichtung und nun müssen Sie auf ihn aufpassen.«*
- **Die Sichtweise der Pflege- und Betreuungskräfte:** *»Beschäftigungen lehnt Martin M. komplett ab. Wir möchten ihn gerne pflegen, aber wir haben Angst vor ihm. Wenn er mit der Hand eine Pistole imitiert und dazu schnalzt, fühlen wir uns bedroht.«*

3.12.3 Aus der Fallbesprechung: Tipps für Pflege und Betreuung

Martin M. war es gewohnt, das Sagen und die »Macht« zu haben. Jetzt ist er auf Hilfe angewiesen und erkennt die Welt nicht mehr wieder. Insofern werden in einer Fallbesprechung folgende Schritte besprochen: Die Pflege- und Betreuungskräfte wechseln in die Sprache von Martin M., sprechen künftig also sehr strukturiert. Sie sagen ihm nicht, er soll gewaschen oder geduscht werden, sondern, »Es muss Ordnung geschaffen werden«. Nach Möglichkeit sollten weibliche Pflegekräfte die Pflege anbieten, bei einem Mann wird Martin M. eher in die Abwehr gehen. Vielleicht besteht die Möglichkeit, dass seine Frau ihn übergangsweise einmal in der Woche duscht.

Pflege- und Betreuungskräfte sollten die Findergeste der »Waffe« aus einer anderen Perspektive betrachten, d. h. die Beobachtung von der Interpretation trennen. Wichtig ist dabei der Gesichtsausdruck von Martin M. Lächelt er dabei? Zwinkert er leicht mit den Augen? Vielleicht sind diese Geste und das Schnalzen mit der Zunge einfach nur ein »Flirtzeichen« oder ein »Alles ok?«. Martin M. nimmt wahrscheinlich durchaus die Angst oder den Ärger der Pflege- und Betreuungskräfte wahr. Er weiß damit aber nicht umzugehen. Es wäre einen Versuch wert, die Geste zu spiegeln und zu sehen, wie Martin M. darauf reagiert.

Exkurs »Sexualität im Heim«

Das Ehepaar M. war wahrscheinlich noch bis kurz vor der Erkrankung sexuell aktiv. Die Pflegekräfte sollten daher das Thema Sexualität mit der Ehefrau besprechen. Außerdem wäre es gut, dem Paar Möglichkeiten des Rückzugs zu geben, damit sie ungestört zusammen sein können.

Bewohner*innen in den Einrichtungen haben oft keine Intimsphäre. Dabei geht es nicht ausschließlich um Sexualität oder Intimität, sondern um ungestörte Zeit für sich. Das aber ist selten der Fall. Selbst wenn angeklopft wird, steht der Anklopfende schon im Raum. Pflege- und Betreuungskräfte sollten durchaus etwas warten, ehe sie nach dem Anklopfen ein Zimmer betreten. Einige Einrichtungen haben bereits Klingeln an den Türen der Bewohnerzimmer. Eine weitere Möglichkeit könnte sein, für die Türen Schilder zur Verfügung zu stellen. Das kann ein sehr schönes Beschäftigungsangebot sein. Erstellen Sie mit Ihren Bewohner*innen Türschilder wie in einem Hotel. »Bitte nicht stören!« könnte darauf stehen. Das ist nicht für jeden Bewohner möglich, aber für die eine oder den anderen bestimmt. Besprechen Sie mit den Bewohner*innen die Optionen. Dazu gehört, dass die Bewohner*innen für sich entscheiden, wann sie das Schild an die Tür hängen. Zu klären ist, dass Sie spätestens nach einer festgelegten Zeit das Zimmer betreten, wenn der Bewohner über diese Zeit hinaus nicht gesehen wurde.

3.13 Nora N. singt immer und überall

3.13.1 Die Fakten

Biografie: Nora N. ist 82 Jahre alt. Sie war Kinderkrankenschwester und sang noch bis kurz vor dem Einzug in die Pflegeeinrichtung im Kirchenchor. Ihr Ehemann ist zwei Jahre jünger und lebt noch in der ehemaligen gemeinsamen Wohnung. Er kommt einmal in der Woche zu Besuch. Ihre zwei Kinder und drei Enkelkinder kommen sie auch regelmäßig besuchen.

Krankheitsbild: Demenz

Herausforderungen: Nora N. ist eine freundliche Frau. Sie lässt die pflegerische Versorgung zu und bedankt sich dafür. Die Herausforderung ist eher ihr großer Bedarf nach Geselligkeit. Sie singt, laut, unaufgefordert und überall. Sie setzt sich zu Gruppen und singt. Egal, was die Gruppe gerade tut. Andere Bewohner*innen reagieren daher ungehalten auf Nora N. Sie schimpfen sie aus und möchten sie am liebsten nirgendwo dabeihaben.

3.13.2 Die verschiedenen Sichtweisen

- **Die Sichtweise der Bewohnerin:** *»Ich bin mit mir und meiner Welt zufrieden und liebte es schon immer zu singen. Jetzt singe ich weiter, bei jeder Gelegenheit. Ich verstehe nicht, was daran schlimm ist.«*
- **Die Sichtweise des Ehemanns:** *»Wir haben uns unseren Lebensabend anders vorgestellt. Jetzt bin ich allein in meiner Wohnung und freue mich, einmal in der Woche meine Frau zu besuchen. Sie war schon immer eine fröhliche Frau und hat gerne gesungen. Manchmal auch ein wenig schief.«*
- **Die Sichtweise der Pflege- und Betreuungskräfte:** *»Wir mögen die Bewohnerin, sie ist freundlich. Aber sie singt ständig. Das wäre noch nicht so schlimm, aber die anderen Bewohner*innen reagieren darauf genervt und schimpfen. Wir möchten Nora N. schützen.«*

3.13.3 Aus der Fallbesprechung: Tipps für Pflege und Betreuung

Eigentlich ist das Verhalten von Nora N. nicht herausfordernd, sondern die Reaktion in der Umgebung. Pflege- und Betreuungskräfte sollten in der Fallbesprechung die gemeinsamen Nenner des Singens betrachten. Wie fühlt sich Nora N.? Wahrscheinlich steht Freude im Vordergrund. Also braucht Nora N. Bewohnerin einen Ausgleich zum »Ausschimpfen«. Die Pflege- und Betreuungskräfte können das Gefühl der Freude bestätigen, indem sie ihr genau das sagen: »Sie freuen sich aber sehr!« Alternativen wie ein MP 3-Player wären eine Möglichkeit. Vielleicht kann der Ehemann die Lieder des Chores speichern. Die Ohrstöpsel, die bei den MP-3-Playern dabei sind, haben die Form von Hörgeräten und werden daher gut toleriert. Kopfhörer mit Bügeln und großen Muscheln werden als unangenehm empfunden. Eine weitere Möglichkeit ist es, in Nora N.'s Zimmer einen digitalen Bilderrahmen mit der Musik und Fotos des Chores zu stellen. Vielleicht bleibt sie dort und singt mit ihrem Chor? Falls der MP-3 Player nicht toleriert wird oder als zusätzliche Möglichkeit, könnte Enna[17] eingesetzt werden. Durch Auflegen einer entsprechenden Karte könnte Nora N. einen Chor sehen und hören.

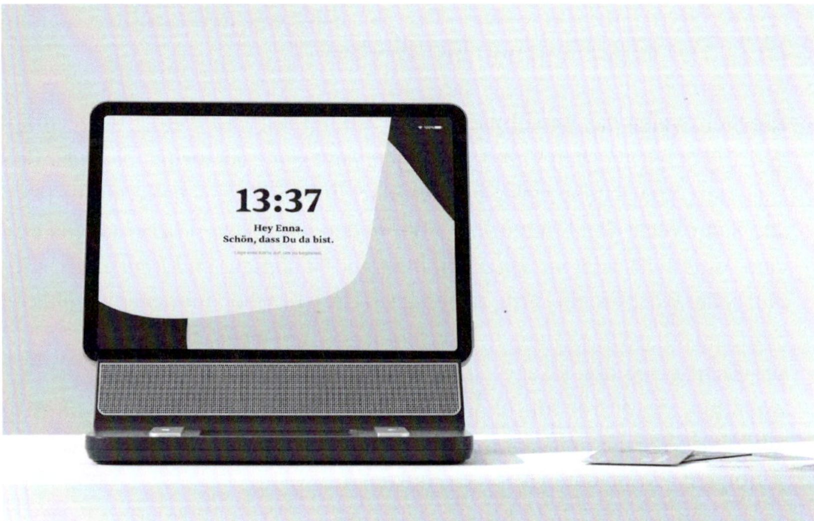

Abb. 14: Mit dem Dock von Enna, einem Tablet und einer entsprechenden Karte können ganz einfach gespeicherte Musik etc. angehört werden.

Eine Bewohnerin, die so gern singt wie Nora N., sollte täglich die Möglichkeit bekommen, singen zu dürfen. Vielleicht kann dadurch erreicht werden, dass die Bewohnerin ihr Bedürfnis nach Singen befriedigt, ohne den anderen Bewohner*innen auf die Nerven zu fallen.

Auch bei der körpernahen Versorgung kann gesungen werden, ebenso in der Einzelbetreuung. Eine weitere Möglichkeit wäre, dass die anderen Bewohner*innen einfach mitsingen, wenn Nora N. anfängt.

[17] https://enna.care/teaser

3.14 Oskar O. ruft ständig um Hilfe

3.14.1 Die Fakten

3

Biografie: Oskar O., 81 Jahre alt, war als Schlosser tätig. Er ist verwitwet und hat einen Sohn, der ihn nicht besucht. Seine Hobbys sind Fußball, besonders Bayern München, und er liebt Tiere. In seiner Freizeit half er früher gern im ortsansässigen Tierheim. Oskar O. ist zwar eingeschränkt, aber er bewegt sich im Walker.

Krankheitsbilder: Apoplex, Demenz

Herausforderung: Oskar O. ruft immer wieder um Hilfe. Er lehnt alle Angebote ab.

3.14.2 Die verschiedenen Sichtweisen

- **Die Sichtweise des Bewohners:** *»Hilfe, Hilfe«, rufe ich und keine Hilfe kommt. Ich verliere mich und bin schon so weit von mir entfernt. Wo bin ich? Wer bin ich? Ich bin allein.«*
- **Die Sichtweise des Sohnes:** *»Lassen Sie mich in Ruhe. Ich möchte mit meinem Vater nichts zu tun haben.«*
- **Die Sichtweise der Pflege- und Betreuungskräfte:** *»Wir wissen nicht mehr, was wir machen sollen. Er ruft und ruft.«*

3.14.3 Aus der Fallbesprechung: Tipps für Pflege und Betreuung

Zu Beginn der Fallbesprechung wird überlegt, welche Emotionen sich hinter dem »Hilferuf« verbergen. Könnten es Angst und Trauer sein? Das Team ruft sich die übergeordneten Auslöser der Emotionen in Erinnerung: Angst bedeutet Verlust von Sicherheit und Trauer bedeutet Verlust. Vielleicht – so mutmaßt das Team – empfindet Oskar O. die Angst, sich weiter zu verlieren. Menschen mit einer demenziellen Erkrankung haben ein Gespür für sich. Die Trauer bedeutet Verlust, vielleicht ist es der Verlust seines Sohnes.

Mit Nestbau und basaler Unterstützung könnte evtl. auch diesem Bewohner geholfen werden. Dadurch kann er sich wieder besser spüren.

Darüber hinaus wird in der Fallbesprechung festgelegt, Oskar O. seine Identität zu stärken. Was hat in der vergangenen Zeit einen Schlosser ausgemacht? Welche Merkmale waren typisch? Gemeinsam wird entschieden, ein Leinentuch einzusetzen. Leinen war früher der Stoff, der zum Putzen oder Werken benutzt wurde. Mit etwas Maschinenöl benetzt, kann es positive Erinnerungen hervorrufen, wenn daran gerochen werden darf. Beim (wiederholten) Einsatz wird auf die Mimik des Bewohners geachtet. Huscht ein Hauch des Erkennens über sein Gesicht? Metallteile oder Werkzeuge können Oskar O. gezeigt und in die Hand gegeben werden, sodass er das Material fühlen kann. Ebenso möglich: Das Blättern in Katalogen von Werkzeugen (ggfs. Lupe geben).

Das Verhältnis zum Sohn wird wahrscheinlich nicht beeinflusst werden können. Dennoch kann in der Fallbesprechung vereinbart werden, mit dem Sohn einmal ein Gespräch zu führen.

3.15 Peter P. trauert noch immer um seine Frau

3.15.1 Die Fakten

Biografie: Peter P. ist 85 Jahre. Vor zwei Monaten starb plötzlich und unerwartet seine Frau, der er sehr zugewandt war. Das Ehepaar war noch zusammen in die Einrichtung gezogen, nachdem Peter P. einen Herzinfarkt erlitten hatte.

Krankheitsbild: Herzinfarkt

Herausforderung: Peter P. zieht sich zunehmend zurück. Er möchte immer weniger an Angeboten teilnehmen. Er isst immer weniger.

3.15.2 Die verschiedenen Sichtweisen

- **Die Sichtweise des Bewohners:** *»Meine Frau war mein Leben. Jetzt ist sie nicht mehr da. Was soll ich nur ohne sie tun!«*
- **Die Sichtweise der Pflege- und Betreuungskräfte:** *»Der Bewohner hat unser Mitgefühl. Daher möchten wir auch alles tun, dass es ihm besser geht. Es ist doch gut für ihn, wenn er beschäftigt ist.«*

3.15.3 Aus der Fallbesprechung: Tipps für Pflege und Betreuung

Die wichtigste Frage bei der Fallbesprechung: Ist es Peter P. wirklich gut, beschäftigt zu werden? Was steht für den Bewohner im Moment im Vordergrund? Es ist die Trauer über den Verlust seiner Frau und daher braucht er eine Begleitung in diesem Prozess. Er braucht Unterstützung dabei, seine Trauer zu leben, weinen zu dürfen, sich zurückzuziehen.

Männer wie Peter P. haben es nicht gelernt, Gefühle zu zeigen. Aber die Pflege- und Betreuungskräfte können ihm dabei helfen. So könnte in der Einzelbetreuung ein Fotoalbum erstellt werden, vielleicht nur mit Bildern seiner Frau oder aber mit vielen Bildern aus den gemeinsamen Jahren als Paar. Das könnte ein digitaler Bilderrahmen sein oder einfach auch ein Steckalbum. Das Steckalbum kann so gestaltet sein, dass auf der einen Seite ein Foto steckt, auf der anderen Seite eine Karte mit der Information, was auf dem Foto zu sehen ist.

Pflege- und Betreuungskräfte vereinbaren, sich Peter P.'s Geschichten zu den Bildern anzuhören. Er darf erzählen, ohne unterbrochen zu werden. Falls er nicht spricht, halten Pflege und Betreuung die Stille aus.

Eine weitere Idee, die während der Fallbesprechung auftaucht: Peter P. und die Betreuungskraft kochen gemeinsam, z. B. ein Lieblingsessen des Paares. Außerdem wird vereinbart, mit Peter P. über das Sterben zu sprechen. Falls er gläubig ist, kann er Kraft daraus ziehen. Auch eine kleine Geschichte kann hier Mut machen und beruhigen.

Exkurs: Die Geschichte von den Wasserkäfern und der Libelle

Am Boden eines kleinen ruhigen Teiches lebte eine Gemeinschaft von Wasserkäfern. Es war eine zufriedene Gemeinschaft, die dort im Halbdunkel lebte und damit beschäftigt war, über den Schlamm am Boden des Teiches hin und her zu laufen und nach etwas Nahrung zu suchen.

Immer wieder bemerkten die Wasserkäfer jedoch, dass der eine oder andere von ihnen anscheinend das Interesse daran verlor, bei ihnen zu bleiben. Er klammerte sich dann an den Stängel einer Teichrose und kroch langsam daran empor, bis er verschwunden war. Dann wurde er nie wiedergesehen.

Eines Tages, als dies wieder geschah, sagten die Wasserkäfer zueinander: »Da klettert wieder einer unserer Freunde den Stängel empor. Wohin mag er wohl gehen?«

Aber obwohl sie genau zuschauten, entschwand auch dieses Mal der Freund schließlich aus ihren Augen. Die Zurückgebliebenen warteten noch eine lange Zeit, aber er kam nicht zurück.

»Ist das nicht merkwürdig?«, sagte der erste Wasserkäfer.
»War er denn hier nicht glücklich bei uns?«, fragte der zweite.
»Wo er jetzt wohl ist?«, wunderte sich der dritte.

Keiner wusste eine Antwort. Sie standen vor einem Rätsel. Schließlich berief der älteste Käfer eine Versammlung ein. »Ich habe eine Idee«, sagte der. »Der Nächste, der von uns den Teichrosenstängel emporklettert, muss versprechen, dass er zurückkommt und uns erzählt, wohin er gegangen ist und warum.« – »Wir versprechen es«, sagten alle feierlich.

Nicht lange danach, an einem Frühlingstag, bemerkte genau der Wasserkäfer, der den Vorschlag gemacht hatte, dass er dabei war, den Teichrosenstängel emporzuklettern. Höher und immer höher kletterte er. Und dann, noch bevor er wusste, was ihm geschah, durchbrach er die Wasseroberfläche und fiel auf ein großes, grünes Teichrosenblatt.

Als der Wasserkäfer wieder zu sich kam, blickte er verwundert um sich. Er konnte nicht glauben, was er da sah. Alles war ganz anders und auch sein Körper schien auf merkwürdige Art verändert. Als er ihn neugierig zu betrachten begann, fiel sein Blick auf vier glitzernde Flügel und einen langen Hinterleib, die nun anscheinend zu ihm gehörten.

Noch während er sich über seine ungewohnte Form wunderte, spürte er ein Drängen, die Flügel zu bewegen. Er gab dem Drängen nach, bewegte seine Flügel – und plötzlich, ohne zu wissen wie, befand er sich in der Luft.

Der Wasserkäfer war eine Libelle geworden. Auf und ab, in engen und großen Kreisen, bewegte sich die neugeborene Libelle durch die Luft. Sie fühlte sich wunderbar in diesem so ganz andersartigen Element. Nach einiger Zeit ließ sie sich auf einem Blatt zum Ausruhen nieder.

In diesem Moment sah die Libelle hinunter ins Wasser. Und da waren ihre alten Freunde, die anderen Wasserkäfer, die hin und her liefen am Boden des Teiches. Jetzt erinnerte sich die Libelle an ihr Versprechen.

Ohne lange zu überlegen, stürzte sich die Libelle hinab, um ihren alten Freunden zu berichten. Aber sie prallte an der Oberfläche des Wassers ab.

»Ich kann nicht zurück«, sagte sie traurig. »Zwar habe ich es versucht, aber ich kann mein Versprechen nicht halten. Und selbst wenn ich zurückkönnte, kein einziger meiner Freunde würde mich in meinem neuen Körper erkennen.«

Und damit flog die Libelle glücklich empor, in ihre wunderbare Welt aus Licht und Luft.«

3.16 Rosa R. räumt ständig das Mobiliar um

3.16.1 Die Fakten

Biografie: Rosa R. ist 85 Jahre alt und leidet an Demenz. Sie arbeitete früher als Krankenschwester. Ihr Mann starb vor 20 Jahren, die Ehe war kinderlos. Besuch bekommt sie nicht.

Krankheitsbild: Demenz

Herausforderungen: Rosa R. zerpflückt alle Dekorationen. Möbel, Stühle und Tische, schiebt sie vor sich her. Andere Bewohner regen sich auf und schimpfen mit ihr. Wenn Musik spielt, klatscht sie laut in die Hände.

3.16.2 Die verschiedenen Sichtweisen

- **Die Sichtweise der Bewohnerin:** *»Mein Leben habe ich meinen Mann und meinen Beruf gewidmet. Das mache ich in meiner Welt immer noch, ich arbeite. Wieso versteht mich niemand?«*
- **Die Sichtweise der Pflege- und Betreuungskräfte:** *»Sie macht uns alles kaputt. Nichts können wir dekorieren. Wenn sie die Stühle und Tische schiebt, macht es einen enormen Krach. Dann stehen die Möbel im Weg und andere Bewohner*innen können nicht mehr mit dem Rollator oder Rollstuhl vorbei.«*

3.16.3 Aus der Fallbesprechung: Tipps für Pflege und Betreuung

Zu Anfang der Fallbesprechung ist schnell klar: Rosa R. »arbeitet«. Sie schiebt den Visitenwagen, den Teewagen und schafft Ordnung. Was liegt also näher, als Rosa R. etwas zu tun zu geben? So wird vereinbart, ihr die Möglichkeit zu geben, Arbeiten zu erledigen, Medikamententöpfchen zu spülen, Wickel zu rollen, Gegenstände zu sortieren.

Ein weiterer Punkt: Gemeinsam Bilder von Krankenhäusern anzuschauen. Und v. a. lautet das Gebot der Stunde: Singen mit Rosa R., ob in der Gruppe oder als Einzelangebot. So kann Rosa R. bei ihrer Freude, zu singen und zu klatschen, unterstützt werden. Außerdem erhält sie künftig die Möglichkeit, Musik zu hören.

3.17 Sigrid S. verliert massiv an Gewicht

3.17.1 Die Fakten

Biografie: Sigrid S., 82 Jahre, war nicht verheiratet und hat ihren Sohn – trotz ihrer bipolaren Störung – versucht allein großgezogen. Der Sohn hat erst seit fünf Jahren Kontakt wieder zu seiner Mutter. Er wurde von ihrem Betreuer benachrichtigt, als sie in die Einrichtung zog. Im Angehörigengespräch erzählte er, dass er, je nach Phase ihrer Erkrankungen, immer wieder von zu Hause weggebracht wurde, um bei seiner Tante zu leben. Wenn sie depressiv war, konnte sie sich nicht um ihn kümmern und lag nur im Bett. Wenn sie manisch war, war sie nur unterwegs bzw. im Krankenhaus.

Krankheitsbild: Bipolare Störung

Herausforderungen: Sigrid S. hat in den letzten zwei Monaten 11 kg abgenommen. Sie liegt nur im Bett, möchte nicht aufstehen, spricht kaum noch. Das Zimmer ist kahl und leer.

3.17.2 Die verschiedenen Sichtweisen

- **Die Sichtweise der Bewohnerin:** *»Ich bin so alt geworden und habe so sehr gelitten. Schon früh bin ich erkrankt, zu einer Zeit, als man nicht psychisch krank sein durfte. Wenn ich manisch war, war ich sexuell sehr aktiv und irgendwann schwanger. Ich wollte mein Kind, ich war überzeugt, es zu schaffen. Aber ich habe es nicht geschafft. Mein Sohn musste immer wieder* *zu meiner Schwester. In der depressiven Phase kam ich nicht aus dem Bett, in der manischen Phase war ich nur unterwegs. Ich kann verstehen, dass er von mir nichts wissen wollte. Deshalb war ich so froh, dass er wieder zu mir kam.«*

- **Die Sichtweise des Sohnes:** *»Früher war ich verzweifelt. Mein Leben war so unsicher. Ich wusste nie, was morgen sein würde. Als ich endlich volljährig war, bin ich ausgezogen und hatte jahrelang keinen Kontakt zu meiner Mutter. Jetzt kann ich die Krankheit besser verstehen und meine Mutter tut mir leid.«*
- **Die Sichtweise der Pflege- und Betreuungskräfte:** *»Die Bewohnerin ist kaum noch erreichbar. Sie lehnt alles ab und verweigert das Essen. Auf Ansprache dreht sie den Kopf weg.«*

3.17.3 Aus der Fallbesprechung: Tipps für Pflege und Betreuung

Bei der Fallbesprechung drängt sich die Vermutung auf, dass Sigrid S. eine depressive Phase hat. Wichtig ist es nun, die Medikamente zu prüfen und die Einnahme zu sichern.

Eine Überlegung des Teams: Vielleicht findet der Sohn einen Zugang zu seiner Mutter? Es kann jedoch auch sein, dass die Depression dann durch Schuld- und Versagensgefühle stärker wird. Das Team will schrittweise vorgehen: Es soll versucht werden, ein Gespräch mit Sigrid S. zu führen. Dabei soll die Pflege- oder Betreuungskraft vorsichtig ihre Wahrnehmung schildern und davon sprechen, dass das Team besorgt ist und sich ohnmächtig fühlt. »Wir alle würden ihn gern helfen!«, lautet die Grundaussage.

Alle im Team wollen sich darum bemühen, Kontakt mit Sigrid S. herzustellen und zu halten, ihr immer wieder Kleinigkeiten zu essen anzubieten. Als späteren Schritt soll mit dem Sohn und dem behandelnden Arzt über eine PEG diskutiert werden.

3.18 Ulrike U. ist starke Raucherin

3.18.1 Die Fakten

Biografie: Die 70-jährige Ulrike U. lebte bis vor zwei Jahren gemeinsam mit ihrem Mann in der Einrichtung. Seit ihr Mann gestorben ist, baut sie zunehmend ab. Ihre 93-jährige Mutter kommt noch regelmäßig zu Besuch. Ulrike U., die früher in einer Verwaltung gearbeitet hat, bastelte eigentlich sehr gern.

Krankheitsbild: Demenz

Herausforderung: Ulrike U. will eigentlich nur noch rauchen. Die Zigaretten müssen eingeteilt werden, denn ihr Taschengeld reicht bei weitem nicht aus. Sind keine Zigaretten da, fängt Ulrike U. an zu betteln und wird unruhig.

3.18.2 Die verschiedenen Sichtweisen

- **Die Sichtweise der Bewohnerin:** *»Seit mein Mann nicht mehr da ist, ist das Leben nicht mehr wertvoll. Was mir bleibt, ist das Rauchen.«*
- **Die Sichtweise der Mutter:** *»Sie ist mein einziges Kind und ich muss mich um sie kümmern. Wir haben aber nicht so viel Geld. Das Rauchen ist zu teuer. Bald habe ich keine Kraft mehr zu kommen. Bitte kümmern Sie sich um meine Tochter.«*
- **Die Sichtweise der Pflege- und Betreuungskräfte:** *»Die Bewohnerin will nur noch rauchen. Sie raucht auch im Zimmer. Alles andere lehnt sie ab.«*

3.18.3 Aus der Fallbesprechung: Tipps für Pflege und Betreuung

Rauchen in den Zimmern ist immer ein Thema, auch in dieser Fallbesprechung. Aber nur die Einrichtungs-/Pflegedienstleitung können darüber entscheiden. Sollte ein Bewohner im Zimmer rauchen dürfen, muss die Umgebung geschützt werden. Dazu kann feuerabweisende Bettwäsche gehören und ein bereitgestelltes Gefäß mit Wasser sowie Aschenbecher mit Deckel. Außerdem sollten die Zigaretten eingeteilt werden (▶ Kap. 5.3).

Bei Ulrike U. überlegt das Team aber auch, einen Zugang übers Basteln zu finden. Vielleicht sogar Basteln mit der Mutter? Eine weitere Option wären Angebote zum Thema Verwaltungstätigkeiten. Das könnte das Thema Rund um eine Schreibmaschine sein. Bilder anschauen, früher und heute. Vielleicht gibt es auch eine Schreibmaschine in der Einrichtung. Das hören einer Schreibmaschine, Papiere sortieren oder ähnliche Angebote.

3.19 Vera V. ist schon mehrfach gestürzt

3.19.1 Die Fakten

Biografie: Die 73-jährige Vera V. ist verwitwet und hat einen Sohn. Er kommt jedoch nicht zu Besuch. Vera V. arbeitete bis zu ihrer Erkrankung auf einem Bauernhof.

Krankheitsbild: Demenz

Herausforderung: Vera V. nimmt keine Hilfe an, läuft ständig hin und her und ist schon mehrfach gestürzt. Sie sitzt zurzeit im Rollstuhl. Sie hat zunehmende Schluckstörungen, bekommt passierte Kost und verliert zunehmend die Sprache.

3.19.2 Die verschiedenen Sichtweisen

- **Die Sichtweise der Bewohnerin:** *»Ich habe jahrelang auf einen Bauernhof gearbeitet. Mein Mann ist früh gestorben und ich musste meinen Sohn allein großziehen. Das war nicht immer einfach. Ich habe mich krumm gemacht, damit es meinen Sohn mal besser geht. Jetzt ist er nicht mehr da und kümmert sich nicht um mich. Ich kann nicht aufhören zu laufen, kann nicht mehr schlucken und verliere meine Sprache. Dabei bin ich doch noch gar nicht so alt.«*

- **Die Sichtweise der Pflege- und Betreuungskräfte:** »*Wir versuchen die Stürze zu verhindern, es gelingt uns nicht immer. Nach jedem Sturz geht es ihr schlechter. Die Bewohnerin sitzt zurzeit im Rollstuhl, versucht aber immer wieder aufzustehen und stürzt wieder. Sie bekommt Gehtraining, eine Protektorenhose, die Medikamente sind überprüft und nachts liegt eine Sturzmatte vor dem Bett.*«

3.19.3 Aus der Fallbesprechung: Tipps für Pflege und Betreuung

Das Team ist sich einig: Vera V. war es ihr Leben gewohnt, sich um sich selbst zu kümmern. Sie hat Probleme, wenn es darum geht, Unterstützung zuzulassen. Im Vordergrund stehen bei Vera V. Themen wie Autonomie, Fleiß und Trauer.
Bei ständiger Unruhe kann es sich auch um eine Bewegungsunruhe handeln, ausgelöst durch Nebenwirkungen der Medikamente. Daher werden zunächst die Medikamente geprüft. Als Alternative zum Rollstuhl wird der Einsatz eines Walkers erwogen. Damit kann Vera V. sicher gehen, und sich hinsetzen, wenn sie keine Kraft mehr hat, und ist rundherum geschützt.

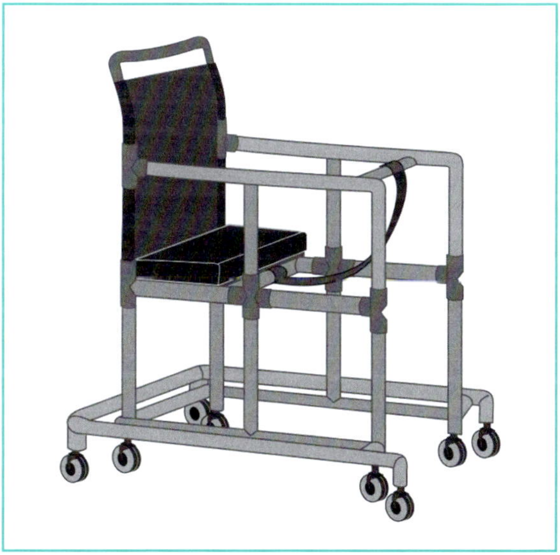

Abb. 15:
Ein Walker.

Der Expertenstandard Sturzprophylaxe[18] sollte auf jeden Fall berücksichtigt werden. Anhand der Sturzprotokolle wird eine Analyse stattfinden. Ziel ist es, Gemeinsamkeiten zu erkennen, ob z. B. die Stürze zu ähnlichen Uhrzeiten stattgefunden haben und/oder in der gleichen Umgebung. Danach abgestimmt sollen Maßnahmen geplant werden.
Ebenfalls greift der Expertenstandard Ernährungsmanagement[19]. Das Schlucktraining kann Vera V. unterstützen. Die passierte Kost wird so bearbeitet, dass sie noch nach dem Ursprungsessen aussieht. Mit unterschiedlichen Silikonformen kann auch passierte Kost appetitlich sein. Menschen mit Schluckstörungen sollten sich vor dem Essen die Nase putzen. Betroffene haben oft verstopfte Nasen, damit fällt das Essen schwieriger und es schmeckt auch anders.
Weil Vera V. zunehmend die Sprache verliert, soll mit Bildern gearbeitet werden, um ihre Wünsche herauszufinden. So sollen ihr künftig Fotos vom Essen, von Verrichtungen des Alltags oder von den Beschäftigungsangeboten gezeigt werden.

3.20 Wilma W. leidet unter Sundowning

3.20.1 Die Fakten

Biografie: Wilma W. ist 90 Jahre. Schon mit 32 Jahren wurde sie Witwe und zog ihre sechs Kinder allein groß. Die Kinder, auch Enkel und Urenkel kommen abwechselnd zu Besuch. Nicht immer weiß Wilma W., wer da kommt. Die Enkel verwechselt sie schon einmal mit ihren Kindern.

Krankheitsbild: Demenz

Herausforderung: Wilma W. ist laut, dominant, fordernd und stur. Am frühen Abend wird sie unruhig. Sie beobachtet vor allem Frauen sehr misstrauisch und kritisiert sie ständig.

---

[18] Deutsches Netzwerk für Qualitätsentwicklung in der Pflege (DNQP (2022). Expertenstandard Sturzprophylaxe in der Pflege. Osnabrück.

[19] Deutsches Netzwerk für Qualitätsentwicklung in der Pflege (DNQP) (2017): Expertenstandard Ernährungsmanagement zur Sicherung und Förderung der oralen Ernährung in der Pflege. Osnabrück.

3.20.2 Die verschiedenen Sichtweisen

- **Die Sichtweise der Bewohnerin:** *»Ich habe früh meinen Mann verloren und habe nur gearbeitet. In den schlimmen Zeiten musste ich meine sechs Kinder allein großziehen. Aber ich habe es geschafft und bin stolz darauf. Ich habe mir damals schon nichts gefallen lassen, warum sollte ich das heute! Viele Frauen waren mir gegenüber misstrauisch, sie dachten, ich würde ihnen die Männer wegnehmen. Blödsinn, ich kam auch ohne klar. Ich weiß, was ich will.«*
- **Die Sichtweise der Pflege- und Betreuungskräfte:** *»Die Bewohnerin will ständig das Sagen haben. Nichts kann man ihr recht machen. Wir bekommen noch nicht einmal ein »Bitte oder Danke«.«*

3.20.3 Aus der Fallbesprechung: Tipps für Pflege und Betreuung

Dem Team wird in der Fallbesprechung zunächst Folgendes klar: Wilma W. musste überleben. Doch nicht nur sie, sondern auch ihre sechs Kinder. Weich und nachgiebig zu sein konnte, das konnte sie nicht zulassen. Vielleicht war sie das trotzdem ab und zu mit ihren Kindern. Ein Hinweis darauf könnte das gute Verhältnis sein, denn schließlich kommen alle Kinder und auch die Enkel noch regelmäßig zu Besuch.

Wilma W. verwechselt ihre Enkelkinder mit ihren Kindern, dass zeigt, dass für sie die Vergangenheit immer mehr zur Gegenwart wird. Die am Nachmittag zunehmende »Unruhe« könnte ein Beschäftigtsein darstellen, das sog. Sundowning.

Wilma W. gehört zu einer Generation, die, spätestens wenn es dunkel wurde, nach Hause kommen musste. Das heißt sie musste sich als Kind beeilen und schnell nach Hause laufen. Später als Mutter waren sie am späten Nachmittag wieder sehr beschäftigt. Das Essen hatte auf dem Tisch zu stehen, die Wohnung hatte sauber zu sein. Wilma W. zeigt diese Umtriebigkeit bis heute. Das Team entscheidet, Wilma W. Aufgaben zu geben, damit sie etwas zu tun hat, bevor sie unruhig wird.

Emotionen und Bedürfnisse, die bei Wilma W. im Vordergrund stehen, sind der Ärger und die Autonomie. Selbstbestimmung ist den meisten Menschen sehr wichtig, dass hört weder im Alter noch bei einer demenziellen Erkrankung auf. Wie Sie es schon bei einigen Fällen gelesen haben, ist es wichtig, das Gefühl und den Antrieb zu stärken. Auch wenn es bei einem Menschen, der nicht gerade liebenswürdig erscheint, schwer ist. Das Team beschließt, Wilma W. darin zu bestätigen, dass sie sehr genau weiß, was sie will. Das ist kein Widerspruch, sondern ein Loslassen.

Exkurs: Bestätigende Aussagen

Stellen Sie sich bitte Folgendes vor. Sie haben gerade etwas sehr Belastendes erlebt. Sie rufen Ihre beste Freundin an und möchten sich ihr mitteilen. Was würden Sie sich wünschen? Eine Freundin, die Ihnen sagt, »dass es wieder gut wird?« – »dass Sie an etwas anderes denken sollen?« – »dass es anderen schlechter geht?« oder wünschen Sie sich eine Freundin, die Ihnen sagt, »du bist gerade sehr besorgt!« (bei Angst) – »du bist gerade sehr traurig und weißt nicht, wie es weitergeht!« (bei Trauer) – »du bist stinksauer und könntest ausrasten« (bei Ärger)? Was wäre Ihnen lieber?

Selbstverständlich die zweite Variante, die Aussagen (keine Fragen). Die zweite Variante würde helfen. Das ist bei jedem Menschen so. Menschen möchten in ihren Emotionen und Bedürfnissen wahrgenommen und bestätigt werden. Das gilt auch für Wilma W.: Sie braucht Ordnung, Struktur und »das Sagen«!

3.21 Xenia X. klingelt alle fünf Minuten

3.21.1 Die Fakten

3

Biografie: Die 92-jährige Xenia X. sitzt im Rollstuhl und kann sich damit noch langsam selbstständig fortbewegen. Sie bekommt regelmäßig Besuch von ihren Söhnen, Enkeln und Urenkeln. Sie stammt aus Rumänien und hat sich als Näherin ihren Unterhalt verdienst. Da der Mann schon früh gestorben ist, musste sie ihre beiden Söhne allein großziehen.

Krankheitsbild: Demenz

Herausforderung: Xenia X. klingelt alle zehn Minuten und möchte etwas: zur Toilette, etwas trinken, nach Hause, zu ihren Söhnen oder irgendetwas anderes.

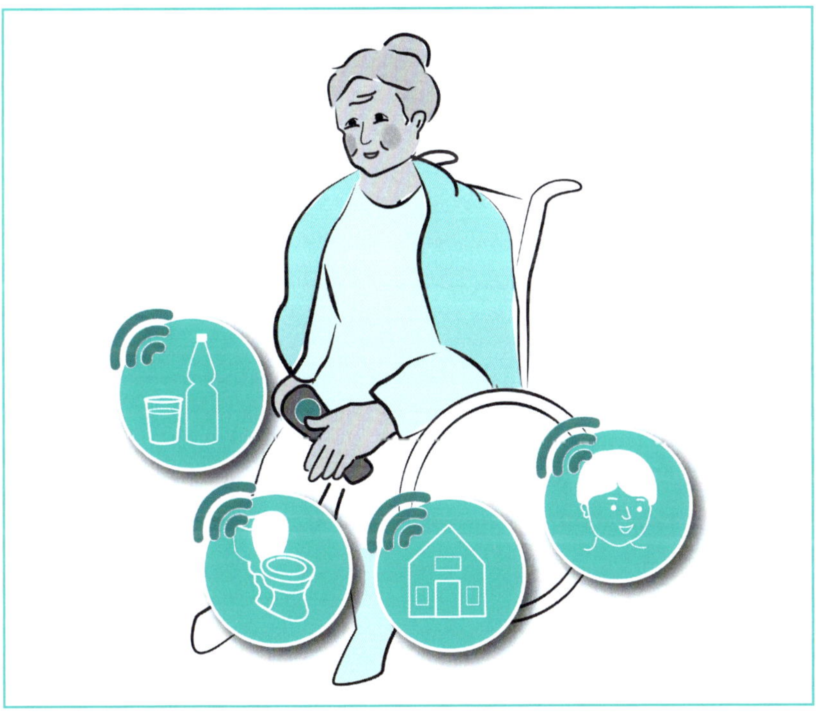

3.21.2 Die verschiedenen Sichtweisen

- **Die Sichtweise der Bewohnerin:** *»Niemand kümmert sich um mich, niemand. Ich kann klingeln und klingeln und niemand kümmert sich. Das habe ich nicht verdient, ich habe immer meine Pflicht erfüllt. Ich musste meine Kinder allein großziehen und habe mir die Finger wundgenäht. Und jetzt!«*
- **Die Sichtweise der Pflege- und Betreuungskräfte:** *»Wir haben mehr Bewohner und nicht nur diese eine! Ständig müssen wir zur Klingel laufen, am liebsten würden wir sie ausstöpseln, aber das dürfen wir ja nicht. Wenn sie im Rollstuhl sitzt, fährt sie langsam an der Wand im Flur entlang und klopft an die Wand, bis jemand kommt.«*

3.21.3 Aus der Fallbesprechung: Tipps für Pflege und Betreuung

In der Fallbesprechung zeigt sich: Auch in diesem Fall handelt es sich um einen tiefen Wunsch nach Aufmerksamkeit. Entscheidend ist das darunter liegende Gefühl. In diesem Fall scheint es ebenfalls Angst zu sein. Sie erinnern sich, bitte an den universellen Auslöser – die Sicherheit ist verloren gegangen. Xenia X. war es wahrscheinlich auch nicht gewohnt, allein zu sein.

Wenn sie zu Ihren Söhnen möchte, dann – so wird in der Besprechung klar – stehen die Söhne symbolhaft für Nähe, Fürsorge, aber auch für Schutz. Auch der Wunsch, zur Toilette zu kommen, oder etwas zu trinken, verrät den Wunsch nach Fürsorge.

Das Team entscheidet sich dafür, die körpernahe Pflege bei Xenia X. basal durchzuführen. Vielleicht akzeptiert sie auch Empathiepuppen. Ein Tuch über der Schulter und/oder die Oberschenkel könnte dazu führen, dass Xenia X. ihren Körper besser spürt und sich beschützt fühlt. Wie bereits an bei der basalen Stimulation® beschrieben, könnten auch entspannende Aromen eingesetzt werden.

Die Fallbesprechung macht klar, dass es von großer Wichtigkeit ist, dass das Team gegenüber der Bewohnerin verlässlich ist. Sollte sie das Gefühl bekommen, ignoriert zu werden, würden ihre Rufe/Wünsche stärker werden.

3.22 Zora Z. wurde früher geschlagen

3.22.1 Die Fakten

Biografie: Die 62-jährige Zora Z. stammt aus dem Libanon. Sie hat zwei Kinder, aber keinen Kontakt zu ihnen. Ihr Mann war Alkoholiker. Sie hat Gewalt in der Ehe erfahren und wurde gesellschaftlich isoliert. Es gab keine Freunde.

Krankheitsbild: Generalisierte Angststörung

Herausforderungen: Zora Z. trinkt fünf Liter Wasser am Tag, isst viel, klingelt ständig und raucht 70 Zigaretten täglich. Sie lehnt alle Aktivitäten ab und möchte ausschließlich in ihrem Zimmer bleiben.

3.22.2 Die verschiedenen Sichtweisen

- **Die Sichtweise der Bewohnerin:** *»Ich bin zu jung, um hier zu sein. Ich kann aber nicht allein leben, meine Wohnung konnte ich nicht mehr verlassen. Alles war verwahrlost und ich hatte nichts mehr zu essen. Die Nachbarn haben das Ordnungsamt eingeschaltet. Mein Mann war Alkoholiker, er hat mich ständig verprügelt. Im Krankenhaus musste ich lügen. Ich durfte mit niemanden sprechen und jetzt habe ich Angst vor allem. Meine Kinder sind früh ausgezogen, ich konnte sie nicht beschützen und sie haben sich von mir abgewandt. Ich habe Angst davor, Kontakt zu ihnen aufzunehmen.«*
- **Die Sichtweise der Pflege- und Betreuungskräfte:** *»Wir bieten der Bewohnerin alles an. Wir verstehen, dass sie Angst hat, aber hier muss sie doch keine Angst nicht haben. Sie ist doch noch so fit.«*

3.22.3 Aus der Fallbesprechung: Tipps für Pflege und Betreuung

Zur Vorbereitung der Fallbesprechung befasst sich das Team noch einmal intensiv mit Angststörungen (▶ Kap. 4.4). Zora Z. hat über einen langen Zeitraum Gewalt erfahren. Sie hat gelernt, dass es besser ist, sich zurückzuziehen, teilnahmslos und klein zu sein. Sie konnte weder sich selbst noch anderen vertrauen. Bis sie jetzt Vertrauen fassen kann, wird viel Zeit vergehen. Sie wird die Mitarbeiter unbewusst »testen«. Kann sie sich wirklich auf sie verlassen?

Das Team vereinbart, klare Absprachen mit Zora Z. zu treffen. Die werden eingehalten, unabhängig davon, wer im Dienst ist. Wenn das Team gemeinsam so vorgeht, ist das eine große Herausforderung für alle und verlangt immer wieder eine gute Abstimmung. Maßnahmenpläne sind dafür da, um sie zu lesen und sich daran zu halten.

Und das sind die Maßnahmen: Der Tagesablauf wird mit Zora Z. besprochen. Um ihre Affekte zu regulieren, braucht sie orale Reize. Das ständige Trinken und Rauchen sind hilflose Versuche, sich selbst zu helfen. Natürlich kann das Team das Rauchen nicht verbieten, aber es kann andere Reize bieten. Hier bietet sich das Kratzeis an, 500 g Joghurt wird eingefroren und anschließend der Bewohnerin gegeben. Auf jeden Fall wird ihr erklärt, warum sie diese Art von Nahrung erhält. Wichtig ist auch hier, dass verhandelt statt behandelt wird.

Eine zusätzliche Möglichkeit besteht darin, dass die Bewohnerin ihren Körper als angenehm erfährt. Sie hat ihn jahrelang als schmerzhaft erfahren. Dazu gehören Wellness-Angebote. Handmassagen, die bereits beschriebene Handpackung oder -peeling, eine Rückenmassage, mit Igelbällen über die Arme gehen usw.

3.23 Alfons A. ist verbal übergriffig

3.23.1 Die Fakten

Biografie: Alfons A. ist 68 Jahre alt und ledig. Er war Fernfahrer und lebte fast nur in seinem LKW. Zwischendurch hatte er einen Hund als Begleiter. Durch sein kontinuierliches Trinken verlor er seinen Führerschein und verwahrloste zunehmend. 3

Krankheitsbild: Korsakow-Syndrom

Herausforderung: Anton A. ist verbal übergriffig. Sieht er weibliches Personal, macht er anzügliche Bemerkungen und bietet Geld gegen sexuelle Dienstleistungen.

3.23.2 Die verschiedenen Sichtweisen

- **Die Sichtweise des Bewohners:** *»Ich verstehe die ganze Aufregung nicht. Das habe ich schon immer so gemacht. Als ich noch auf meinem »Bock« saß, gab es genug willige Frauen an den Raststätten.«*
- **Die Sichtweise der Pflege- und Betreuungskräfte:** *»Niemand möchte mehr zu diesem Bewohner. Er muss hier weg. Wir, das weibliche Personal, lassen uns nicht so erniedrigen.«*

3.23.3 Aus der Fallbesprechung: Pflege und Betreuung

Alfons A. verhält sich in der Einrichtung so, wie er es aus seiner beruflichen Tätigkeit gewohnt ist. In der Fallbesprechung wird zunächst klargestellt, dass alle Mitarbeiter*innen bei sexuellen Übergriffigkeiten unterscheiden müssen, ob der Betreffende kognitiv verändert oder kognitiv fit ist.

Nicht nur männliche Bewohner sind sexuell übergriffig. Dieses Verhalten wird auch bei Bewohnerinnen beobachtet.

Mit Menschen mit kognitiven Veränderungen im fortgeschrittenen Stadium muss natürlich anders gesprochen werden als mit kognitiv nicht eingeschränkten. Das heißt nicht, dass ein (sexuell) übergriffiges Verhalten akzeptiert wird, aber es muss auf dem Hintergrund der demenziellen Erkrankung verstanden werden. Die Betroffenen können eine konkrete Situation oft nicht einschätzen. Gerät ein Körper sehr nah in ihr Blickfeld, so wird schon mal beherzt zugefasst, weil diese Annäherung missverstanden wird.

In der Fallbesprechung vereinbart das Team folgende Verhaltensweisen:

- Verbale Aufforderung: »Nehmen Sie bitte Ihre Hand da weg.«
- Blickkontakt aufnehmen
- Laut und bestimmt »NEIN« sagen und die Hand des Bewohners wegnehmen. (Mit diesem Verhalten wird direkt das limbische System angesprochen. Dort ist meist aus der Kindheit ein solches Nein abgespeichert und wieder abrufbar.)

Allen ist auch bewusst, dass sich das ganze Team, alle Berufsgruppen, einheitlich wie besprochen zu verhalten hat.

Mit Menschen, die kognitiv dazu in der Lage sind, wird ein klares Gespräch geführt, was dann Aufgabe der Leitung ist. In diesem Gespräch werden klare Absprachen getroffen. Es muss dem Betreffenden klar sein, dass ein solches Verhalten nicht geduldet wird. Kommt es trotzdem zu solchen Situationen, werden die Mitarbeiter*innen den Kontakt abbrechen und/oder der Bewohner muss die Gruppe verlassen.

Das ist die eine Seite. Jedoch hat ein Mensch unabhängig von seinem Alter und/oder seiner Erkrankung ein Recht auf seine Sexualität.

Kann ein Bewohner seine sexuelle Befriedigung finden? Kann er nach seinen Bedürfnissen masturbieren? Kann eine Prostituierte/Streichlerin/Berührerin in die Einrichtung kommen? Oft ist es so, dass die Bewohner nicht immer den wirklichen sexuellen Akt suchen. Manchmal wollen sie einfach einen anderen Menschen spüren, berührt oder einfach umarmt werden.

Zu diesem Themengebiet gehören auch sexuelle Störungen, wie Erektions- oder Ejakulationsstörungen. Viele Menschen schämen sich, darüber zu sprechen oder haben es auch nie gelernt, über solche Bedürfnisse zu reden.

3.24 Bruno B. kommt von der Straße

3.24.1 Die Fakten

Biografie: Bruno B. ist 43 Jahre alt. Er war nicht verheiratet, hat aber eine Tochter, zu der jedoch kein Kontakt besteht. Bruno B. hat immer auf der Straße gelebt. Bevor er in die Einrichtung gezogen ist, lebte er unter einer Brücke. Seine persönlichen Sachen reduzieren sich auf einen Rucksack und etwas Kleidung.

Krankheitsbild: Korsakow-Syndrom

Herausforderungen: Bruno B. sammelt alles. Seinen übelriechenden Rucksack nimmt er überall mit hin. Auch Bruno B. strömt einen unangenehmen Geruch aus. Körperpflege lehnt er ab. Er kommt nur zum Rauchen oder Essen aus dem Zimmer. Die anderen Bewohner und mittlerweile auch deren Angehörige beschweren sich und wollen mit ihm nichts zu tun haben. Mittlerweile sitzt er an einem Einzeltisch.

3.24.2 Die verschiedenen Sichtweisen

- **Die Sichtweise des Bewohners:** »*Ich kenne mich nur auf der Straße aus, ich weiß nicht, wie man sich hier verhält. Ich will auch nicht bei den ganzen alten Menschen leben. Mein Rucksack ist meine komplette Existenz, den gebe ich* *nicht aus der Hand. Auf der Straße musste ich ihn immer ganz fest bei mir halten, sonst wäre er gestohlen worden.«*

- **Die Sichtweise der Pflege- und Betreuungskräfte:** *»Der Bewohner passt einfach nicht zwischen unsere Bewohner*innen. Von uns möchte keiner in das Zimmer. Es riecht schon vom Flur aus. Wenn wir mal ins Zimmer kommen, können wir sehen, dass Bruno B. die Matratze aus dem Bett genommen hat und auf den Boden gelegt hat. Die Gardinen sind immer zugezogen. Wir sind auch nicht sicher, ob er seine Medikamente nimmt. So kann es nicht weitergehen. Die anderen Angehörigen beschweren sich bei uns und halten uns für inkompetent.«*

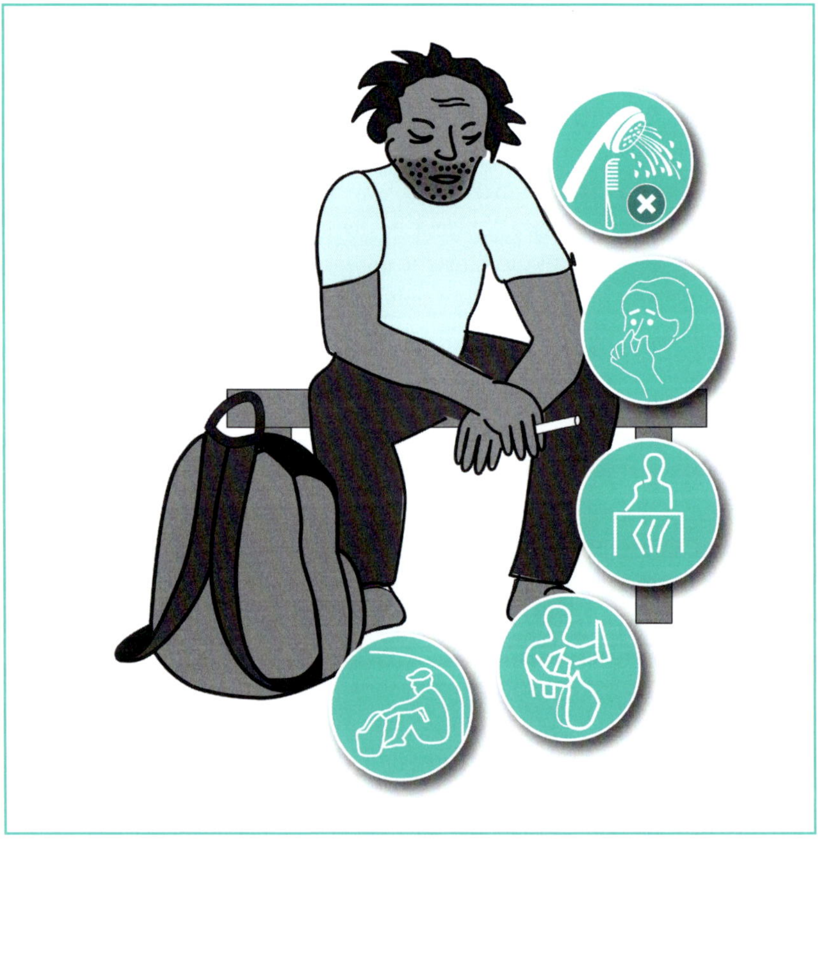

3.24.3 Aus der Fallbesprechung: Tipps für Pflege und Betreuung

Allen ist während der Fallbesprechung klar: Bruno B. lebt in seinem Zimmer wie auf der Straße. Er schläft auf dem Boden und lässt die Welt draußen. Er wäscht sich nicht und holt sich das Essen in seine Welt. Dass er nicht im Zimmer raucht, ist für ihn schon ein großes Zugeständnis. Das heißt aber auch, dass er durchaus Regeln akzeptieren kann.

Daher wird nun Folgendes vereinbart. Die Leitung wird mit dem Bewohner ein Gespräch führen und mit ihm verhandeln. Auch auf der Straße gibt es eine Form der Hierarchie. Im Gespräch wird auf wertschätzende, aber konkrete Aussagen Wert gelegt. Welche Vorstellungen hat der Bewohner, welche das Team? Außerdem wird vereinbart, dass das Team in kleinen Schritten eine Veränderung der Situation anstreben wird. Ein erster Schritt kann ein »oberflächliches« Aufräumen des Zimmers sein, das einmal wöchentliche Waschen der Kleidung, die einmal wöchentliche Unterstützung bei der Körperpflege. Darüber hinaus sollte dem Bewohner aber gestattet werden, seine Matratze auf den Boden zu legen.

Außerdem wollen sich die Mitarbeiter*innen bemühen herauszufinden, was der Bewohner mag. Vielleicht etwas besonders? Oder einfach mehr Zigaretten?

Bei »Verweigerungen« haben sich »Belohnungen« bewährt, sog. Token. Dazu benötigt das Team Taler oder Jetons o. ä., die jeweils für einen bestimmten Wert stehen.

Das funktioniert wie folgt: Das Team vereinbart mit dem Bewohner, unter welchen Bedingungen er eine Token, einen Taler, bekommt. Z. B. bekommt er einen Taler, wenn er die Körperpflege zulässt, das Zimmer aufräumen lässt etc. Wenn der Bewohner eine bestimmte Summe erreicht hat, kann er den Wert der Token gegen etwas für ihn Erstrebenswertes einlösen.

Selbstverständlich muss es bei der Fallbesprechung klare Absprachen geben, an die sich alle Mitarbeiter*innen unter allen Umständen halten müssen.

Selbstverständlich sind auch die anderen Bewohner*innen und ihre Angehörigen zu beachten. Das Team sollte hier eine sachlich-neutrale Haltung einnehmen. Jeder Mensch hat ein Recht auf Würde. Und selbstverständlich wird das Team künftig alles tun, um eine Veränderung herbeizuführen. Es geht hier nicht um Rechtfertigung der Pflege- und Betreuungsmaßnahmen, sondern um die sachliche Information, was das Team macht und warum dies geschieht.

3.25 Carol C. kann keinen Lärm ertragen

3.25.1 Die Fakten

Biografie: Der 49-jährige Carol C. war jahrelang alkoholabhängig. Es ist unbekannt, ob auch andere Substanzen eine Rolle gespielt haben. Carol C. ist alleinstehend und arbeitete früher als Mechaniker.

Krankheitsbild: Korsakow-Syndrom

Herausforderungen: Carol C. erträgt keinen Lärm. Selbst wenn er in normaler Lautstärke angesprochen wird, hält er sich die Ohren zu und wird unruhig. Er selbst sagt nur »nein, nein, nein«.

3.25.2 Die verschiedenen Sichtweisen

- **Die Sichtweise der Bewohners:** *»Ich bin jung und mit dem Leben fertig. Ich habe, wie sagt man, »meinen Verstand versoffen« und auch das eine oder andere probiert. Alles ist so fürchterlich laut, ich drehe durch.«*
- **Die Sichtweise der Pflege- und Betreuungskräfte:** *»Im Wohnbereich ist es immer laut. Es wird gerufen, in Gruppen gesungen, eine Tür fällt krachend zu und, ja, manchmal ist das Radio sehr laut. Wenn Carol C. sich ständig die Ohren zuhält, beunruhigt das die anderen Bewohner*innen.«*

3.25.3 Aus der Fallbesprechung: Tipps für Pflege und Betreuung

Als ersten Schritt vereinbart das Team während der Fallbesprechung, dass von einem Facharzt zu klären ist, ob Carol C. eventuell eine Alkoholhalluzinose hat.

Bei einer Alkoholhalluzinose kommt es zu akustischen Halluzinationen. Dazu gehören Zisch- und/oder Knallgeräusche (Akoasmen). Betroffene zeigen sich oft depressiv, ängstlich und neigen zu Panikattacken. Falls der Bewohner akustische Halluzinationen hat, kann es auch sein, dass er durch das Zuhalten der Ohren die Geräusche unterdrücken möchte. Wenn zusätzlich noch im Rahmen seiner Suggestibilität gleichzeitige Geräusche als extrem laut empfunden werden, versucht er sich einfach nur zu schützen.

Erste Maßnahmen müssen hier mehr Ruhe für den Bewohner herstellen. Seine Umgebung sollte möglichst lärmarm sein. Geeignete Kopfhörer zur Geräuschunterdrückung bieten hier Schutz vor Außengeräuschen.

3.26 Denis D. droht und schubst

3.26.1 Die Fakten

Biografie: Denis D. ist ein 76-jähriger ehemaliger Handelsvertreter für Spielwaren. Er war in der katholischen Kirche sehr aktiv und sang im Männerchor. Er ist verwitwet und hat eine Tochter und zwei Enkel. Seine Mobilität beschränkt sich auf einen Rollstuhl, er liegt jedoch viel im Bett. Die Tochter kommt selten zu Besuch.

Krankheitsbild: Demenz

Herausforderungen: Denis D. macht nur Ja-/Nein-Aussagen. Wenn ihm etwas nicht gefällt, schaut er »böse« und seine Arme nehmen eine Kampfhaltung ein. Wenn er mit seinem Rollstuhl an Personal vorbeifährt, will er das Personal schubsen. Bei Bewohner*innen macht er das nicht. Die Tochter kommt nur einmal im Monat und beklagt sich, dass ihr Vater nicht an Beschäftigungen teilnimmt.

3.26.2 Verschiedene Sichtweisen

- **Die Sichtweise des Bewohners:** *»Ich hatte es immer mit schönen Dingen zu tun. Teilweise wurde ich dafür beneidet, teilweise belächelt. Und nun bin ich hier und alle anderen stören mich. Ich möchte meine Ruhe und wenn ich unterwegs bin, genau wie früher, stören mich die anderen Menschen. Ich war immer sehr gläubig.«*
- **Die Sichtweise der Tochter:** *»Mein Vater hat ein Recht darauf, dass man sich um ihn kümmert. Wir bezahlen dafür auch viel Geld. Er hat sich früher immer um mich gekümmert und jetzt muss ich mich um ihn kümmern. Ich habe aber nicht viel Zeit.«*
- **Die Sichtweise der Pflege- und Betreuungskräfte:** *»Wir bekommen von der Tochter nur Vorwürfe. Sie versteht nicht, dass wir noch 25 andere Bewohner*innen im Wohnbereich haben. Auch fällt es ihr schwer, das Krankheitsbild der Demenz zu verstehen. Sie möchte, dass ihr Vater den ganzen Tag aktiviert wird. Das ihr Vater versucht, uns zu schubsen, verneint sie. Ihr Vater sei noch nie »gewalttätig« gewesen.«*

3.26.3 Aus der Fallbesprechung: Tipps für Pflege und Betreuung

In der Fallbesprechung wird zunächst untersucht, welche Bedürfnisse hinter dem Verhalten von Denis D. stehen. Sind es Ärger und Fleiß? Der Bewohner ist in seiner Welt unterwegs. Er erfüllt Aufträge und wenn etwas im Weg »steht«, räumt er es weg. Das ist der Ärger. Ärger hat immer etwas mit Unrecht, Werteverletzung und/oder Zielhindernis zu tun.

Eine erste Maßnahme des Teams: Denis D. erhält Spielzeug. Vielleicht in Form eines Katalogs oder als echtes Spielzeug aus alten Zeiten.

Außerdem wird darauf geachtet, dass Denis D. auf seinen Wegen auf möglichst wenige Hindernisse stößt.

Das Team spricht auch darüber, dass Denis D. in der katholischen Kirche sehr aktiv war. Er spielt mit dem Zeigefinger, als würde er die Perlen eines Rosenkranzes abzählen. Deshalb soll er einen Rosenkranz erhalten, der in der katholischen Kirche eine große Rolle spielt. Die Vermutung ist, dass Menschen des Glaubens im Gedanken beten, bzw. den Rosenkranz abbeten.

Außerdem muss überlegt werden, ob Denis D. seine Religion leben kann? Ein Gespräch mit der Tochter wird vereinbart, um zu erfahren, wie ihr Vater zu Hause seinen Glauben ausgeübt hat. Dadurch bekommt das Team Informationen und gleichzeitig hat die Tochter das Gefühl, das sie etwas für ihren Vater tun kann. Vielleicht braucht er ein Kreuz im Zimmer? Denis D. war im Männerchor. Es wäre also auch eine gute Idee, ihm Musik vom Männerchor vorzuspielen. Auch hier wird vereinbart, die Tochter um ihre Mithilfe zu bitten.

Außerdem vereinbart das Team, Denis D. künftig in seinem Fleiß zu bestätigen. Wenn er unterwegs ist, wird ihm gesagt, dass er sehr fleißig ist, und dass er auch mal eine Pause verdient hat.

3.27 Erika E. zieht sich vollständig zurück

3.27.1 Die Fakten

Biografie: Erika E. ist eine 94-jährige Frau. Sie kommt aus der ehemaligen DDR, wo sie an einem »geheimen Projekt« gearbeitet hat. Ihr Ehemann verstarb vor 20 Jahren. Die Tochter kommt regelmäßig zu Besuch. Der Schwiegersohn ist vor 1 Jahr verstorben.

Krankheitsbild: Parkinson-Krankheit

Herausforderungen: Erika E. zieht sich zurück und lehnt alles ab. Falls Sie eine Unterhaltung zulässt, dann höchstens mit ihrer Tochter. Sie lehnt alle Fragen nach ihrer Vergangenheit ab. Sie ist aber stets höflich und bedankt sich. Wegen ihres Tremors schämt sie sich.

3.27.2 Die verschiedenen Sichtweisen

- **Die Sichtweise der Bewohnerin:** *»Ich möchte meine Ruhe haben. Aber in Wirklichkeit habe ich Angst davor, Fragen zu meiner Vergangenheit gestellt zu bekommen. Außerdem schäme ich mich, wenn meine Hände zittern. Ich bleibe lieber allein für mich. Außerdem weiß ich aus meinem vergangenen Leben, dass man niemanden trauen darf.«*
- **Die Sichtweise der Tochter:** *»Meine Mutti hat immer gearbeitet, das war in der DDR so üblich. Ich bin in der Kita groß geworden. Aber das war völlig in Ordnung. Zu Hause waren meine Eltern immer liebevoll zu mir und auch zueinander. Mein Vater ist schon lange verstorben und ich habe gerade erst meinen Mann verloren. Meine Mutti und ich scheinen das gleiche Schicksal zu haben.«*
- **Die Sichtweise der Pflege- und Betreuungskräfte:** *»Die Bewohnerin ist immer sehr nett und freundlich. Wir mögen Sie und würden ihr gerne etwas Gutes tun. Es ist so schade, dass sie sich nur im Zimmer aufhalten möchte.«*

3.27.3 Aus der Fallbesprechung: Tipps für Pflege und Betreuung

Die Biografie der Bewohnerin zeigt, dass sie in einer eigenen, anderen Welt aufgewachsen ist. Die Arbeit an einem »geheimen Projekt« in der ehemaligen DDR kann viel bedeuten. Das Team vereinbart, hier auf keinen Fall weiter nachzubohren. Erika E. hat ein Recht darauf, ihre Vergangenheit für sich zu behalten. Das gilt natürlich grundsätzlich für jeden Menschen. Trotzdem nehmen sich alle Teammitglieder vor, Erika E. zu versichern, dass sie ihr keine Fragen zu ihrer Vergangenheit stellen werden. Stattdessen wollen sie sich darauf konzentrieren, den für Erika E. so schambesetzten Tremor zu lindern.

Zum Essen wird künftig ein sog. »Schüttellöffel« eingesetzt. Das ist ein Löffel, dessen Griff sich hin und her bewegt. Durch diese Gegenbewegung wird der Tremor um bis zu 70 % reduziert. Das erleichtert das Essen enorm.

Für Stifte gibt es Griffverbreiterungen oder auch einen »Eigenbau« mit einem Tennisball. Mit einen Teppichmesser wird dabei ein Schlitz auf der einen Seite des Balls und einmal entgegengesetzt geschnitten. Dann wird ein Stift durch die beiden Öffnungen geschoben und der Stift etwas mit der Klebepistole befestigt. Oberhalb des Stifts kann der Tennisball gut gegriffen werden. So haben motorisch eingeschränkte Menschen eine gute Unterstützung, um den Stift etwas ruhiger zu halten.

Das ist auch eine gute Möglichkeit für Menschen mit Arthrose oder Rheuma, die die Finger nicht mehr richtig schließen können.

Im Übrigen gilt: Grundsätzlich hat jeder Bewohner ein Recht darauf, in seinem Zimmer zu bleiben. Niemand muss an Angeboten teilnehmen. Sofern die Wünsche eindeutig dokumentiert sind, wird auch der MD nichts dagegen sagen.

Dennoch will das Team noch einmal genau hinschauen. Falls es Gründe gibt, die Erika E. daran hindern, ihr Zimmer zu verlassen, sollten diese gefunden und beseitigt werden. Wenn Erika E. aber einfach für sich bleiben möchte, ist dies zu akzeptieren. Das ist ein Hinweis für die Grundbotschaft im Maßnahmenplan. Das bedeutet aber nicht, dass die Bewohnerin ständig mit neuen Angeboten »genervt« wird, sie darf für sich entscheiden, sich zurück zu ziehen. Daher wird mit ihr vereinbart, dass sie regelmäßig, evtl. alle vier Wochen, über neue Angebote informiert wird. Selbstverständlich kann sie aber immer teilnehmen, wenn sie es möchte.

3.28 Friedhelm F. will nicht bevormundet werden

3.28.1 Die Fakten

Biografie: Der 75-jährige Friedhelm F. liebt schnelle Autos und hat sie früher gerne gefahren. Er arbeitete als Installateur, ist ledig und weiß genau, was er möchte.

Krankheitsbild: Apoplex, rechts gelähmt

Herausforderungen: Friedhelm F. ist »Kettenraucher«. Seine Zigaretten müssen daher eingeteilt werden. Er mag nur Spaziergänge und Einkaufen. Alles andere lehnt er ab. Er sagt, er möchte nicht bevormundet werden.

3.28.2 Die verschiedenen Sichtweisen

- **Die Sichtweise des Bewohners:** *»Ich lasse mir nichts vorschreiben. Je mehr man mir erzählt, ich soll vernünftig sein, umso mehr werde ich rauchen! Schließlich habe ich mein Leben immer selbst gestaltet. Es reicht schon, dass ich in vielen Dingen abhängig bin. Das bisschen, was ich noch kann, werde ich auch tun.«*
- **Die Sichtweise der Pflege- und Betreuungskräfte:** *»Er ist so unvernünftig. Er hat einen Apoplex und hat schon vieles geschafft, er kann wieder am Rollator gehen. Sein Risiko ist jedoch groß, einen weiteren Apoplex zu bekommen. Außerdem möchte er Geld ausgeben, was er nicht hat. Gegenüber der Einrichtung ist ein Supermarkt, dort geht er täglich hin. – Manchmal ist er richtig trotzig.«*

3.28.3 Aus der Fallbesprechung: Tipps für Pflege und Betreuung

Zigaretten sind immer wieder ein brisantes Thema. Auch hier wird in der Fallbesprechung wieder vereinbart, Gespräche mit dem Bewohner zu führen und Vereinbarungen zu treffen, an die sich das ganze Team halten muss.

Außerdem vereinbart das Team, Friedhelm F. zu motivieren, seine Fähigkeiten zu stärken. Auch sein Selbstwertgefühl braucht stärkende Impulse. Friedhelm F. geht gerne einkaufen, das soll er auch weiterhin tun. Nämlich für andere Bewohner*innen. Das Team kann einen Einkaufszettel schreiben und Friedhelm F. damit losschicken, wenn er dieses möchte. Alle Beteiligten können davon nur profitieren. Eine solche Entscheidung verlangt zwar etwas Mut vom Team, aber der sollte aufgebracht werden, um das Wohlbefinden eines aktiven Bewohners zu fördern.

3.29 Gudrun G. ist depressiv

3.29.1 Die Fakten

Biografie: Gudrun G. ist 68 Jahre alt. Ihr Ehemann, ein Allgemeinmediziner mit eigener Praxis, verstarb während der Corona-Pandemie. Sie durfte damals nicht zu ihm, durfte auch nicht zur Beerdigung. Gudrun G. ist eine sehr gebildete Frau, sie mag Kunst, besonders van Gogh, hat nie gearbeitet und hat keine Kinder.

Krankheitsbild: Depression

Herausforderungen: Gudrun G. liegt nur im Bett und ist sehr schwer zu motivieren, an etwas teilzunehmen. Sie möchte nur Joghurt und Bananen essen. Zurzeit bekommt sie, wenn sie spazieren geht, einen Joghurt zur Belohnung.

3.29.2 Die verschiedenen Sichtweisen

- **Die Sichtweise der Bewohnerin:** *»Ich habe mir meinen Lebensabend anders vorgestellt. Dabei bin ich noch nicht so alt. Ich war immer die Frau meines Mannes und das war ich gerne. Ich habe ihn unterstützt, ihm den Rücken freigehalten, mich um gesellschaftliche Aufgaben gekümmert. Wir waren im Lions-Club, dort war ich sehr aktiv und wir haben viel Gutes getan. Ich konnte meinen Mann noch nicht einmal verabschieden. Mein Lebensinhalt ist mit ihm gestorben.«*
- **Die Sichtweise der Pflege- und Betreuungskräfte:** *»Sie ist eine »feine Dame« und kennt sich in der »gehobenen« Gesellschaft aus. An Angeboten nimmt sie nicht teil. Wir finden, das ist nicht gut für sie und wenn sie aktiver wäre, würde es ihr bestimmt besser gehen! Wir wissen, dass Spaziergehen gegen Joghurt eigentlich eine Erpressung ist, aber das ist die einzige Möglichkeit. Der MD prüft, ob wir Spaziergänge durchführen. Sonst gibt es wieder Ärger.«*

3.29.3 Aus der Fallbesprechung: Tipps für Pflege und Betreuung

Das Leben der Bewohnerin bestand in der Aufgabe, ihren Mann zu versorgen. Diese Aufgabe ist weg. Gudrun G. konnte ihren erkrankten Mann nicht begleiten, sich nicht einmal von ihm verabschieden, nicht an seiner Beerdigung teilnehmen. Ihre Depression (▶ Kap. 4.3) ist eine Reaktion auf den Verlust und die damit einhergehenden Begleitumstände. Daher vereinbart das Team in der Fallbesprechung, die Medikamenteneinstellung prüfen zu lassen und Gudrun G.'s Selbstwertgefühl zu stärken. Sie wirkt auf alle als eine engagierte, gebildete Frau, die die Möglichkeit braucht, ihre Fähigkeiten zu zeigen. Vielleicht kann sie in einer Gruppe etwas Kunst erzählen, an einer Literaturstunde teilnehmen usw. Gudrun G. braucht Aufgaben.

Was das Essverhalten angeht, muss herausgefunden werden, wie ihr Verhalten früher war. Spielt eventuell eine Anorexie eine Rolle? Bei einer Magersucht werden nur kleine Mengen mit wenigen Kalorien gegessen. Vielleicht war es Gudrun G. wichtig, stets sehr schlank zu sein? Das Team wird diese Möglichkeit mit der Bewohnerin bzw. mit einem Facharzt besprechen.

3.30 Hanna H. ist blind und demenzkrank

3.30.1 Die Fakten

Biografie: Hanna H. ist eine 91-jährige blinde Frau. Sie hat zwei Söhne und einen Enkel, der Mediziner ist. Darauf ist sie sehr stolz. Sie liebt Musik, Düfte, Wellness und »schmutzige« Witze. Sie trägt nur Röcke oder Kleider. Ihre Urlaube verbrachte sie am liebsten in Österreich. Bekannt ist, dass sie während des Zweiten Weltkrieges oft im Bunker war. 3

Krankheitsbild: Demenz

Herausforderung: Hanna H. ist oft weinerlich. Im Kontakt fängt sie an zu schreien und schlägt um sich.

3.30.2 Die verschiedenen Sichtweisen

- **Die Sichtweise der Bewohnerin:** *»Ich bin blind und kann nichts mehr sehen. Ab und zu nehme ich einen Schatten wahr. Manchmal macht es mir Angst. Ich habe Dunkelheit im Bunker erlebt. Dunkelheit und Enge. Es passieren so viele Dinge um mich herum, die ich nicht verstehen und nicht sehen kann. Auf einmal sind Menschen da, manchmal höre ich noch nicht einmal etwas und ich werde angefasst. Ich muss mich doch schützen. So wie ich mich vor Jahren schon schützen musste. Denn wenn man schreit und um sich schlägt, gehen alle anderen weg.«*
- **Die Sichtweise der Familie:** *»Unsere Mutter hat sehr viel erlebt. Sie hat noch nie gerne darüber gesprochen und versucht, wie sie es immer sagte, »das Beste daraus zu machen!« Sie verlor vor ca. zehn Jahren zunehmend ihr Augenlicht. In dem Alter noch damit klarzukommen, war nicht einfach. Sie lebte daher in unserem Haus, doch als die Demenz hinzukam und weiter voranschritt, konnten wir es nicht mehr leisten, sie zu versorgen.«*

- **Die Sichtweise der Pflege- und Betreuungskräfte:** *»Besonders schwierig ist es, die Bewohnerin zu schützen. Sie sieht nichts und läuft im Wohnbereich herum. Sie hat das eine oder andere schon umgeworfen. Oder Bewohner*innen haben sich beschwert und finden es als störend, wenn sie einfach angefasst werden. Und dann schreit sie wieder und schlägt um sich.«*

3.30.3 Aus der Fallbesprechung: Tipps für Pflege und Betreuung

Bei Hanna H. stehen Angst und das Bedürfnis nach Sicherheit im Vordergrund. Dem Team ist klar, dass ihre demenzielle Erkrankung es ihr unmöglich macht, die Welt zu verstehen. Außerdem kann sie die Welt auch nicht mehr sehen.

Das Team vereinbart in der Fallbesprechung die folgenden Maßnahmen: Alle sagen Hanna H. immer, was im Raum getan wird. Wenn sie ihr Zimmer betreten, sagen sie ihren Namen. Wenn sie einen Stuhl bei Seite schieben, sagen sie ihr, dass sie dies gleich tun. Hanna H. braucht jedoch grundsätzlich Sicherheit. Wie schon bei anderen Fällen beschrieben, sollte die körpernahe Versorgung basal durchgeführt werden. Da Hanna H. noch Schattierungen erkennt, wäre es ein Versuch wert, ihr darüber Wege vorzugeben. Es gibt schmale Bewegungsmelder, die an den Handlauf befestigt werden können. Vielleicht findet sie über diese Lichtzeichen besser ihren Weg. Allerdings muss darauf geachtet werden, dass sie keinen bewegenden hellen Lichtstrahl wahrnimmt. Das könnte viele negative Erinnerungen an die Zeit im Bunker auslösen.

Das Team vereinbart weiterhin, mit der Bewohnerhin über ihre Familie – ihren ganzen Stolz – zu sprechen. Vielleicht können die Kinder und die Enkel einen MP-3 Player mit Geschichten aus der Familie besprechen, sodass Hanna H. Abwechslung erhält.

Bei den Betreuungsangeboten wird im Wellness-Bereich gearbeitet, mit Unterarm- und Handmassagen und entspannenden Düften.

3.31 Irina I. klagt über ständig starke Schmerzen

3.31.1 Die Fakten

Biografie: Die 96-jährige Irina I. ist blind und schwerhörig. Sie ist verwitwet und hat einen Sohn.

Krankheitsbild: Gebärmutterkrebs

Herausforderungen: Irina I. klagt 24 Stunden täglich über Schmerzen. Sie trinkt und isst nur noch wenig. Eine Chemotherapie hat sie abgelehnt. Der Sohn beklagt sich, dass seiner Mutter nicht ausreichend zu essen und trinken gegeben wird.

3.31.2 Die verschiedenen Sichtweisen

- **Die Sichtweise der Bewohnerin:** *»Ich möchte keine Chemotherapie, ich möchte eigentlich nur meine Ruhe, aber bitte keine Schmerzen. Ich habe das Gefühl, ich werde aufgefressen.«*
- **Die Sichtweise des Sohnes:** *»Meine Mutter kann doch nicht verhungern oder verdursten. Ich möchte meine Mutter nicht verlieren! Auch wenn ich weiß, dass sie sterben wird.«*
- **Die Sichtweise der Pflege- und Betreuungskräfte:** *»Wir machen alles, was wir tun können. Sie bekommt Analgetika. Dass sie nicht mehr isst und trinkt gehört zum Sterbeprozess.«*

3.31.3 Aus der Fallbesprechung: Tipps für Pflege und Betreuung

Bei der Fallbesprechung wird zunächst überprüft, ob Irina I. »palliativ« gemeldet ist. Denn nur dann steht auch eine entsprechende Medikamentenbox zur Verfügung. In der Regel enthält die Box genaue Anordnungen zur Gabe der Medikamente die der Arzt anordnet, dazu gehören Schmerzmittel, Mittel gegen Erbrechen oder Obstipation. Außerdem ruft sich das Team noch einmal das von der Weltgesundheitsorganisation (WHO) erarbeitete Stufenschema[20] in Erinnerung. Es dient dazu, Schmerzen systematisch zu behandeln. Das Prinzip des Stufenschemas besagt, dass – von der ersten Stufe beginnend – bei nicht ausreichender Schmerzreduktion jeweils die nächste Stufe einsetzt. Bei allen drei Stufen können Co-Analgetika angeordnet werden. Bei der Stufe zwei und drei können zusätzlich Nicht-Opioide der Stufe eins angeordnet werden.

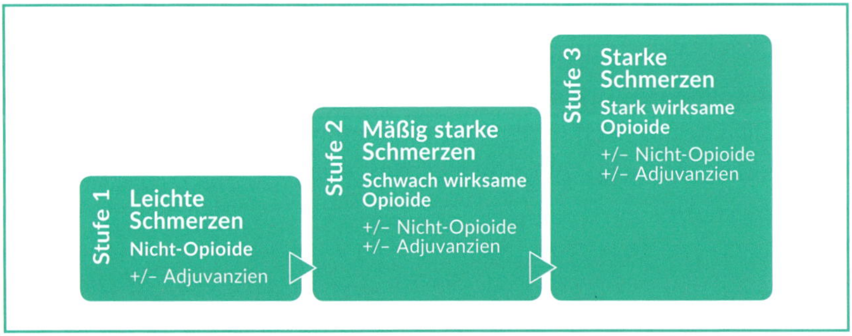

Abb. 16: WHO-Stufenschema zur Schmerztherapie (Vgl. Beubler E [2012]: Kompendium der medikamentösen Schmerztherapie, Springer, Wien)

Wichtig ist bei jeder Stufe auch der nicht-medikamentöse Bereich[21]. Dazu gehören peripher wie zentral wirkende Maßnahmen. Zu den peripheren gehört die Anwendung von Wärme, Käte, TENS, Massage, Akupressur, Akupunktur. Zu den zentralen gehören Maßnahmen der Entspannung, wie Autogenes Training, Progressive Muskelrelaxation, Fantasiereisen, aber auch Besuch oder Kontakte zu Tieren können den Schmerz reduzieren.

Weiter geht es in der Fallbesprechung mit der Position und Situation des Sohnes von Irina I. Er kann die Situation seiner Mutter emotional nicht verstehen und braucht dringend die Hilfe des Teams. Das Thema »Verhungern« spielt immer wieder eine entscheidende Rolle in einer palliativen Situation.

---

[20] Das Stufenschema der WHO findet sich an vielen Stellen im Internet, z. B. hier: https://www.krebsgesellschaft.de/onko-internetportal/basis-informationen-krebs/palliativtherapie/schmerzen-wirksam-bekaempfen/stufentherapie-gegen-den-schmerz.html

[21] Vgl. Bogatzki U, Bogatzki A (2019): Nicht-medikamentöse Interventionen bei Schmerz. Schlütersche, Hannover

Doch tatsächlich geht es nicht um ein Verhungern oder Verdursten lassen. Es geht auch nicht darum, dass einem Menschen das Recht auf Nahrung und Getränke verweigert wird. Im Sterbeprozess ist es aber eine natürliche Reaktion des Körpers, Essen und Trinken einzustellen. Diese natürliche Reaktion bewirkt, dass der Körper eigenes Morphin und Endomorphie ausschüttet. Im Sterbeprozess oder bei allgemeiner Schwäche ist oft der Mund geöffnet und der Mensch atmet durch den Mund, dadurch entsteht Mundtrockenheit.

Wenn eine Bewohnerin nicht mehr trinken möchte, kann es passieren, dass ihr Flüssigkeit in anderer Form verabreicht wird, etwa per subkutaner Infusion, weil sie weniger als die Summe X getrunken hat und doch »unbedingt« Summe X erreichen muss! Doch der Mensch verdurstet oder verhungert nicht! Wenn nichts mehr gegessen und somit keine Kalorien zugefügt werden, verschwindet nach wenigen Tagen jegliches Hungergefühl. Auch hier werden körpereigene Morphine und Endorphine ausgeschüttet – mit den bereits beschriebenen Effekten. Zusätzlich baut der Körper Fettreserven ab. Dies hat zufolge, dass aus der Aufspaltung von Fettsäuren Ketone entstehen, die wiederum schmerzreduzierend wirken. Daraus erkennen Sie, dass der Verzicht auf Trinken und Essen für den sterbenden Menschen kein Leiden bedeutet.

Wichtig ist die adäquate Versorgung in der Palliativpflege: Wird der Wille des sterbenden Menschen akzeptiert, verlängert sich der Sterbeprozess nicht unnötig. Das Team vereinbart daher ein Gespräch mit dem Sohn (am besten durch eine versierte Pflegefachkraft). Es muss zumindest versucht werden, ihm die Situation verständlich zu machen. Da Irina I. nicht demenziell erkrankt ist, kann er sich auch mit ihr besprechen. Das sollte angeregt und durch das Team unterstützt werden.

Die Mundpflege kann auch gelegentlich vom Sohn selbst übernommen werden. Dazu bieten sich Fruchtsauger an. Diese kleinen Helfer stammen zwar aus der Kinderpflege, sind aber auch in der Palliativpflege hervorragend einsetzbar. Vielleicht kennen Sie diese aus dem Kinderbereich. Ja, dort kommen sie her. Jedoch geht es immer um einen erwachsenen Menschen. Das darf nie vergessen werden.

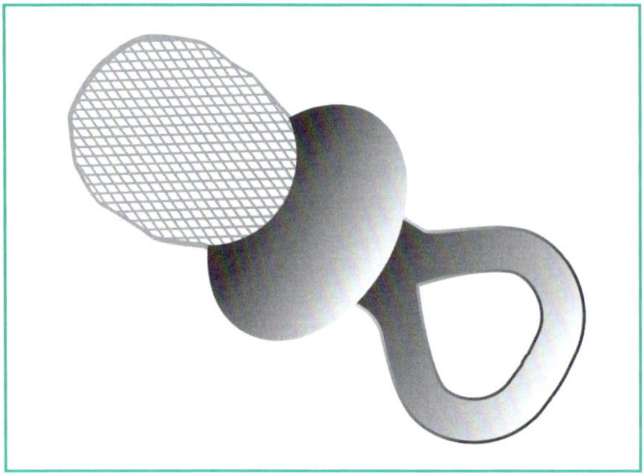

Abb. 17: Fruchtsauger.

Professionell Pflegende müssen erkennen, welche Fähigkeiten ein Mensch in der Pflege- und Betreuungssituation hat bzw. nicht mehr hat. Das primäre Ziel ist es, Fähigkeiten zu erhalten, zu erlangen oder wiederzuerlangen.[22]

Da Irina I. nicht mehr trinken möchte, aber noch schlucken kann, sorgen die Pflegekräfte dafür, dass ihr Mund weiterhin feucht bleibt und sie ihre Lieblingsgeschmacksrichtungen erhält. Dazu bietet sich ein Fruchtsauger an: Das Netz kann mit Früchten, aber auch mit Fleisch oder Gemüse gefüllt werden. Auch Getränke wie Säfte, Cola, Bier oder Schnaps lassen sich einfrieren und als Eiswürfel ins Netz bringen. Die Bewohnerin kann somit auf dem Netz kauen und erhält damit den Geschmack, den sie sich wünscht. Der angeregte Speichelfluss und die Flüssigkeit führen zu einer physiologischen Mundflora und verhindern die unangenehme Mundtrockenheit.

[22] Vgl. Krohwinkel M (2013): Fördernde Prozesspflege mit integrierten ABEDLs. Huber, Bern.

3.32 Julia J. leidet unter Phantomschmerzen

3.32.1 Die Fakten

Biografie: Die 82-jährige Julia J. war Lehrerin für Deutsch und Sport. Ihr Mann hat sie vor vielen Jahren verlassen. Die Ehe war kinderlos, die Scheidung stürzte Julia J. in eine tiefe Depression. Einmal in der Woche besucht sie ihr jüngerer Bruder. Er erzählt, dass eine Beinamputation, die wegen Diabetes vorgenommen werden musste, von Julia J. als große Kränkung wahrgenommen wird. Seither hat sie nicht mehr aktiv am Leben teilgenommen.

Krankheitsbilder: Depression, Diabetes, links Beinamputation

Herausforderungen: Julia J. zieht sich zurück und beklagt Phantomschmerzen. Zurzeit soll sie eine Beinprothese bekommen. Sie isst viel Süßes und ihre BZ-Werte entgleisen immer wieder.

3.32.2 Die verschiedenen Sichtweisen

- **Die Sichtweise der Bewohnerin:** *»Lassen Sie mich einfach in Ruhe. Ich habe immer viel Sport betrieben und jetzt bin ich ein »Krüppel«, habe nur noch ein Bein. Das Schlimme ist, ich spüre es immer noch und die Schmerzen sind unerträglich. Alle verbieten mir, Süßes zu essen. Niemand hat mir etwas zu verbieten! Was habe ich noch zu verlieren? Ach ja, stimmt, das zweite Bein!«*
- **Die Sichtweise des Bruders:** *»Meine Schwester war immer eine aktive Frau. Für mich war sie immer die große Schwester. Der Diabetes war für sie schlimm. Als ihr Mann sie verließ, wurde sie depressiv, zog sich zurück und hörte auf, auf ihren Diabetes zu achten. Dann kam eine Verletzung des Fußes, dann die Amputation.«*
- **Die Sichtweise der Pflege- und Betreuungskräfte:** *»Die Bewohnerin ist doch intelligent. Sie muss doch verstehen, dass sie nichts Süßes mehr essen soll! Sie bekommt jetzt eine Prothese und wenn sie sich anstrengt, kann sie doch wieder laufen.«*

3.32.3 Aus der Fallbesprechung: Tipps für Pflege und Betreuung

Das Team befasst sich aufgrund der akuten Situation sofort mit dem Phantomschmerz und dessen Ursachen. Schmerzbezogene Erfahrungen werden in einer Neuromatrix verarbeitet und integriert. Eine Neuromatrix ist ein vielfach verbundenes Netzwerk von Neuronen, das verschiedene Hirnareale miteinander verbindet. Verwandte Informationen über eine Schmerzerfahrung werden anschließend zu einer sog. »Neuro-Signatur« zusammengefügt. Der Körper wird als »Einheit« empfunden – alles, was wir in einem »intakten« Körper empfinden können (einschließlich Schmerz), kann auch ohne direkten Input (Schmerzreiz) empfunden werden.

Beim Phantomschmerz ist das Neuronen-Netzwerk so »verdrahtet«, dass der Körper davon ausgeht, dass er das fehlende Körperteil noch bewegen kann. Dies bedeutet, dass der Körper weiterhin Signale in dieses fehlende Glied sendet. Bewegt sich jedoch nichts, so sendet der Körper immer häufigere und stärkere Signale, die dann letztendlich als Schmerz wahrgenommen werden. Die Lösung ist naheliegend: Das Bein muss – für das Gehirn sichtbar – bewegt werden. Jetzt kann die Spiegeltherapie helfen: Julia J. wird so vor einen Spiegel gesetzt, dass ihr Gehirn das gesunde rechte Bein »übersetzt« als ihr verlorenes linkes. Durch Bewegung des Beines übernimmt das Gehirn die Vorstellung, dass auch das linke Bein bewegt wird. Durch diese Vorstellung wird das Schmerzgedächtnis nach und nach schwächer.

»Mit der Spiegeltherapie beschummeln Betroffene ihr Gehirn. Durch den Blick in den Spiegel, der die Extremitäten seitenverkehrt abbildet, bekommt das Gehirn quasi wieder eine Rückmeldung von dem verlorenen Körperteil. Auch wenn diese nur optisch ist. Nach und nach wird so das Schmerzgedächtnis gelöscht. Die Spiegeltherapie funktioniert aber nur, wenn sie kontinuierlich angewandt wird.«[23]

---

[23] Vgl. https://www.klinikum-stuttgart.de/leistungsspektrum/therapiezentrum/ergotherapie/katharinenhospital/leistungsangebot/spiegeltherapie#:~:text=Die%20Spiegeltherapie%20nutzt%20die%20visuelle,nicht%2Dgelähmte%20vor%20dem%20Spiegel.

Als Sportlehrerin wird Julia J. diese Zusammenhänge verstehen können. Gleichzeitig hat sie wieder die Möglichkeit aktiv zu werden und ihr Selbstwertgefühl kann gestärkt werden.

Das Training wird in den Maßnahmenplan aufgenommen.

3.33 Kornelia K. schläft im Speisesaal

3.33.1 Die Fakten

Biografie: Kornelia K. ist eine 92-jährige ehemalige Hausfrau. Sie ist verwitwet und hat einen Sohn. Der Sohn wohnt in Berlin und meldet sich meist nur per Telefon.

Krankheitsbild: Demenz

Herausforderungen: Kornelia K. klagt ständig: »Was soll ich hier? Es ist so kalt! Wo soll ich hin?« – »Hallo komm mal einer, ich kriege nichts zu essen, hier muss man hungern, ich weiß gar nicht was ich machen soll.« Ist sie mit anderen zusammen, verstummen die Klagen sofort. Kornelia K. nimmt – je nach Thema – an Gruppenangeboten teil. Ihr Tag-/Nachtrhythmus ist gestört, sie schläft im Speisesaal.

3.33.2 Die verschiedenen Sichtweisen

- **Die Sichtweise der Bewohnerin:** *»Wenn ich allein bin, weiß ich nicht, was ich machen soll. So war es schon immer, seit wir auf der Flucht waren. Nur wenn viele Menschen da sind, passiert mir nichts.«*
- **Die Sichtweise des Sohnes:** *»Ich kann mich nicht so sehr kümmern, wie ich es gerne würde. Deshalb kann ich nur anrufen. Wenn ich ehrlich bin, ertrage ich es auch nicht meine Mutter so zu sehen, das tut so weh.«*
- **Die Sichtweise der Pflege- und Betreuungskräfte:** *»Die Bewohnerin kann nicht allein sein. Wir können sie aber nicht 24 Stunden am Tag mitnehmen.«*

3.33.3 Aus der Fallbesprechung: Tipps für Pflege und Betreuung

Menschen können, wenn belastende Erlebnisse aus der Vergangenheit wirken, oft schwer zu Ruhe kommen. Da die Vergangenheit zur Gegenwart wird, zeigen sich die »damaligen« Ängste im Hier und Jetzt. So ist es auch bei Kornelia K. Sie braucht Menschen um sich herum.

Dem Team ist bei der Fallbesprechung auch klar, dass es keine Lösung ist, den Fernseher anzuschalten, damit Kornelia K. menschliche Stimmen hört. Doch niemand kann die ganze Zeit kontrollieren, was gerade im Fernsehen läuft. Wird dort geschrien oder geschossen, wird Kornelia K. noch mehr in ihren Ängsten bleiben.

Beim Schlafplatz ist das Team neutral. Es ist nicht schlimm, wenn eine Bewohnerin im Speiseraum schläft. Vielleicht steht dort sogar ein Sofa, auf dem sie schlafen kann, oder ein Mobilstuhl.

Als weitere Maßnahmen notiert das Team: ein Nest bauen, damit Kornelia K. Sicherheit erfahren kann; basale Pflege und der Versuch, eine Empathiepuppe zum Festhalten einzusetzen.

3.34 Mona M. sieht sich als Angestellte der Einrichtung

3.34.1 Die Fakten

Biografie: Die 80-jährige Mona M. arbeitete als junge Frau in einer Fabrik. Sie hat sich bis zur Vorarbeiterin hochgearbeitet. Darauf war sie immer stolz, dass war schon selten. Mona M. war nie verheiratet. Ihre Schwester berichtet, dass sie keine Männer mag. Dies erzählt sie »hinter vorgehaltener Hand«. Fast flüsternd hat sie erzählt, dass es aber in der Familie nie Thema war.

Krankheitsbild: Demenz

Herausforderungen: Mona M. ist fest davon überzeugt, dass sie in der Einrichtung arbeitet. Sie würde den »Laden schmeißen«, sie unterstützt die Bewohner. Sitzen Männer am Tisch, wird sie aber sehr unruhig. Leider bedient sie sich auch immer wieder an Dingen, die ihr nicht gehören. Die nimmt sie mit ins Zimmer oder verteilt sie bei anderen Bewohnerinnen. Medikamente und Körperpflege lehnt sie ab. Wenn sie eingenässt ist, sagt sie immer, es sei ein »Wasserschaden«.

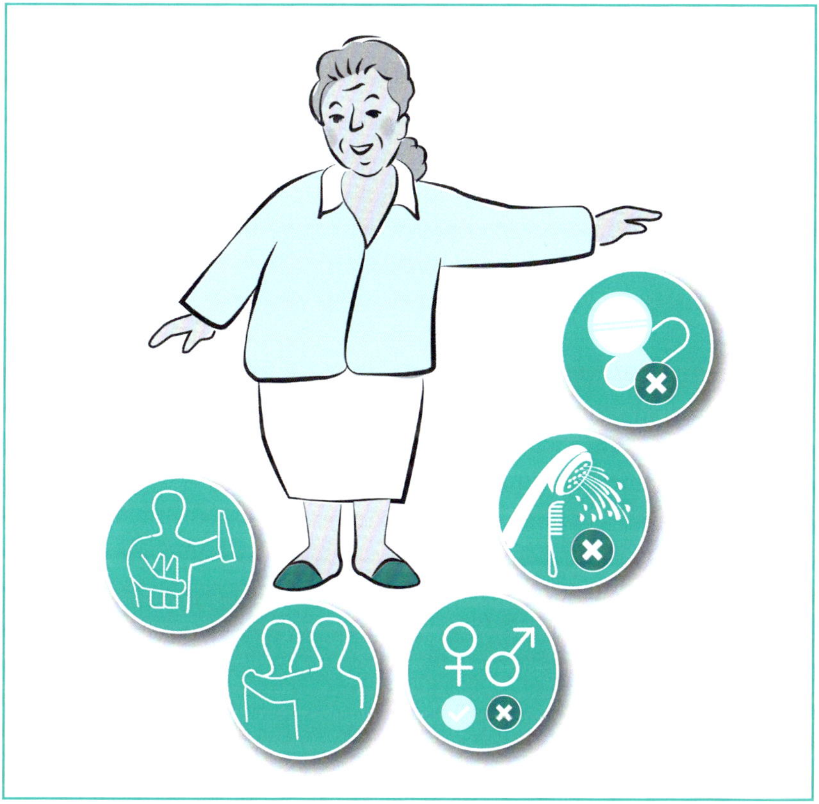

3.34.2 Die verschiedenen Sichtweisen

- **Die Sichtweise der Bewohnerin:** *»Ich habe in einem Beruf gearbeitet, in dem vorwiegend Männer gearbeitet haben, ich wurde sogar Vorarbeiterin! Das war eine Herausforderung und nicht immer so einfach. Aber ich habe mich durchgesetzt!«*
- **Die Sichtweise der Schwester:** *»Meine Schwester hatte immer das Sagen. Sie lebte immer allein, hatte keine Verabredungen oder Freunde. Heute kann man das ja zugeben: Meine Schwester ist homosexuell und hat ihre Sexualität nie ausgelebt, beziehungsweise sich geoutet. Zumindest weiß ich das nicht. Sie hat sich aber immer um andere gekümmert und war sehr aufmerksam.«*
- **Die Sichtweise der Pflege- und Betreuungskräfte:** *»Die Bewohnerin ist eigentlich eine ganz Liebe. Sie will aber immer bestimmen. Auch bei den Beschäftigungsangeboten kann sie schon einmal die Gruppe aufmischen. Sie meint, sie müsse mal eben alles ändern und Gegenstände einsammeln und zu den Bewohnern bringen, die nicht teilnehmen.«*

3.34.3 Aus der Fallbesprechung: Tipps für Pflege und Betreuung

Das Team beschließt, auch hier die Ja-Straße zu beschreiten: Wenn Mona M. den »Laden schmeißt«, wird sie bestätigt: »Sie haben alles im Blick! Denn Sie sind eine starke Frau.« Wenn sie Gegenstände verteilt, ist sie fürsorglich: »Wenn alle versorgt sind, sind Sie zufrieden!« So kann Mona M. sich besser fühlen.

Tatsächlich ist nicht die Fürsorge die Herausforderung, sondern dass Mona M. Dinge entwendet und verteilt. Aber dem Team ist auch klar: In der Regel wissen alle, wo die Sachen hinkommen, und holen sie einfach zurück, ohne daraus ein großes Problem zu machen.

Bei der Aussage, dass es sich beim Einnässen um einen »Wasserschaden« handelt, liegt es auf der Hand, dass Mona M. sich schämt und die Scham damit überspielen möchte. Auch hier soll Mona M. künftig in ihrem Gefühl bestätigt werden, aber nicht in ihrer Scham bestärkt. Der Satz: »Es ist ja nicht so schlimm« soll nicht mehr fallen. Scham ist die einzige Emotion, von der abgelenkt werden sollte. Deshalb beschließt das Team, mit Mona M. in dem Moment über ein anderes Thema, das ihr sehr wichtig ist, ein Gespräch zu führen, während die Versorgung durchgeführt wird.

Exkurs: Homosexualität in Deutschland
Welche Sexualität ein Mensch lebt, sollte heutzutage ganz allein Thema des Menschen sein (Straftaten ausgenommen). Jedoch war das nicht immer so. Der § 175 StGB (Strafgesetzbuch) kriminalisierte über 123 Jahre Homosexualität und legitimierte die staatliche Verfolgung von schwulen und bisexuellen Männern. Erst seit dem 11. Juni 1994 gibt es in Deutschland keine strafrechtliche Sondervorschrift zur Homosexualität mehr.

Mona M. hatte keine Chance, ihre Identität zu leben und wahrscheinlich möchte sie auch heute nicht darüber sprechen. Das Team beschließt, das Thema nicht anzusprechen, aber darauf zu achten, dass Mona M.'s Unbehagen gegenüber Männern möglichst verringert wird, indem die Gruppenzusammensetzung beachtet wird.

3.35 Norma N. schlägt ihren Ehemann

3.35.1 Die Fakten

Biografie: Die 70-jährige Norma N. wohnt mit ihrem Ehemann in der Einrichtung. Er lebt allerdings in einem anderen Wohnbereich, weil seine Demenz weiter vorangeschritten als die von Norma N. Die Ehe war kinderlos. Es gibt eine Nichte, die wie eine eigene Tochter gesehen wird. Sie erzählt, dass die Ehe der beiden nie einfach gewesen sei und ihre Tante immer »die Hosen angehabt« habe.

Krankheitsbild: Demenz

Herausforderungen: Norma N. hat einen extremen Bewegungsdrang. So kommt sie auch immer wieder in den Wohnbereich ihres Mannes und möchte wissen, wie es ihm geht. Sie kontrolliert ihren Mann auch, ob er richtig angezogen ist, mit wem er Kontakt hat, was er isst. Wenn der Mann ihre Wünsche nicht umsetzt, schlägt sie ihn.

3.35.2 Die verschiedenen Sichtweisen

- **Die Sichtweise der Bewohnerin:** *»Ich musste mich schon immer alles kümmern. Warum soll es jetzt anders sein? Mein Mann war schon immer schwach, noch nicht einmal Kinder hatten wir! Er bekommt nur das, was er verdient. Das hätte ich schon früher gerne gemacht.«*
- **Die Sichtweise der Nichte:** *»Meine Tante und mein Onkel hatten schon immer ein schwieriges Verhältnis. Eigentlich habe ich mich immer gewundert, warum sie noch verheiratet sind. Aber das ist sicherlich ihrer Generation geschuldet. Es geht aber nicht, dass mein Onkel geschlagen wird. Bitte unterbinden Sie das.«*
- **Die Sichtweise der Pflege- und Betreuungskräfte:** *»So kann es wirklich nicht weitergehen. Die Bewohnerin hat ihren Mann nicht zu schlagen. Auf der anderen Seite können wir ihr nicht verbieten, ihren Mann zu besuchen.«*

3.35.3 Aus der Fallbesprechung: Tipps für Pflege und Betreuung

In der Fallbesprechung geht es zunächst darum, welche Emotionen im Vordergrund stehen. Wenn Norma N. ihren Mann schlägt, wird es Ärger sein. Welches Unrecht wird empfunden, welche Werte sind verletzt und/oder an welchem Ziel wird sie gehindert? Kann es etwas mit der Kinderlosigkeit zu tun haben? In dieser Generation war es eine »Pflicht«, Kinder zu bekommen. Viele Frauen wünschten sich auch Kinder. Ein weiterer Grund könnte sein, dass ihr jetziger Ehemann vielleicht nicht ihre große Liebe war. Das sind zwar Spekulationen, jedoch möchte das Team ihren Ärger und ihre Verbitterung verstehen.

Konkret vereinbart das Team Folgendes: Wenn Norma N. wissen möchte, was ihr Mann gegessen hat, könnte es reine Kontrolle, aber auch Fürsorge sein? Sollte es Fürsorge sein, so könnte Norma N. bestätigt werden: »Sie sind eine fürsorgliche Frau ist.« Vielleicht hat Norma N. in ihrem Leben wenig Zuwendung erhalten? Ein Gespräch mit der Nichte wird vereinbart, um sie über die Möglichkeiten zu informieren, die die Pflege- und Betreuungskräfte haben. Allen ist klar, dass sie sich für nichts rechtfertigen, aber informieren müssen. Es kann eine Möglichkeit sein, unterschiedliche Betreuungszeiten zu planen. So sind beide zu verschiedenen Zeiten in Aufgaben eingebunden.

3.36 Otto O. stößt als Straftäter auf Abwehr

3.36.1 Die Fakten

Biografie: Der 56-jährige Otto O. stammt aus den Niederlanden und war als LKW-Fahrer jahrelang zwischen Deutschland und den Niederlanden unterwegs. Wegen diverser Straftaten und Verurteilungen verlor er seinen Beruf und übte nur noch Gelegenheitsarbeiten aus.

Krankheitsbild: Apoplex, rechtseitig betroffen

Herausforderungen: Otto O. kann am Rollator gehen und verlässt die Einrichtung häufig. Er meldet sich nicht ab und ist oft viele Stunden unterwegs. Bekannt ist, dass er für Straftaten wie Einbrüche, Hausfriedensbrüche, Sachbeschädigung, Erregung öffentlichen Ärgernis verurteilt wurde. Diese Tatsache löst bei den Mitarbeiter*innen ein ablehnendes und sehr vorsichtiges Verhalten aus. Erschwerend kommt hinzu, dass Otto O. ein ablehnendes Verhalten bei der Körperpflege zeigt. Er wird laut und zeigt Abwehr. Anschließend entschuldigt er sich, jedoch hält diese Einsicht nur kurz an.

3.36.2 Die verschiedenen Sichtweisen

- **Die Sichtweise des Bewohners:** *»Es ist schon schlimm genug, so jung bei all den alten Menschen zu sein. Dann kommen Pfleger zu mir und ich spüre, dass sie mich nicht mögen. Keiner fragt mich oder spricht mit mir darüber. Ich bin schon immer sehr aufbrausend gewesen, deshalb hat es auch keine Frau mit mir ausgehalten. Als ich meinen Job verlor, wurde es nicht besser. Ein paar*

Gelegenheitsjobs hier, eine paar Gelegenheitsdiebstähle da. Ich bin viel unterwegs, ich bin froh, dass ich noch laufen kann. Abmelden? Ich bin doch kein kleines Kind, das sagen muss, wenn es unterwegs ist. Niemand hat ein Recht, mit mir zu schimpfen. Es macht mich rasend, dass ich mich nicht immer so ausdrücken kann. Ich habe die Worte im Kopf, aber sie kommen nicht immer sofort raus.«

- **Die Sichtweise der Pflege- und Betreuungskräfte:** *»Er ist unfreundlich und ein Straftäter. Er verlässt das Haus und kommt irgendwann mal wieder. Bei allem, was wir ihm anbieten, ist er ablehnend und wenn wir versuchen, ihn zu verstehen, wird es noch schlimmer.«*

3.36.3 Tipps für Pflege und Betreuung

Otto O. war viele Jahre auf der Straße, ob beruflich oder später ohne Anstellung. Er hat gelernt, allein zu überleben und befindet sich jetzt in einem System mit Regeln, die er teilweise früher ignorierte. Das Team stellt fest: Otto O. braucht Unterstützung, um die für ihn »neue Welt« zu verstehen. Bei seinem Verhalten und seiner Biografie ist das allerdings alles andere als leicht. Wichtig ist nochmals die Auftragsklärung. Niemand aus der Pflege und Betreuung hat einen Erziehungsauftrag! Aus seiner Sicht fühlt Otto O. sich gegängelt, denn er hat ein Recht darauf, sich »frei« zu bewegen.

Also greift das Team zu folgender Lösung: Otto O. werden Kommunikationswege zur Verfügung gestellt, entweder in Form von Fotos zum Zeigen oder einer Sprach-App.

Auf der Leitungsebene wird mit Otto O. ein klärendes Gespräch geführt. Das beinhaltet eine klare Information über die Verhaltensregeln des Hauses, damit ein Miteinander funktioniert.

Die Mitarbeiter*innen entscheiden sich für ein Teamcoaching. So kann das Team über seine Bedenken und Ansichten sprechen und gemeinsam eine Strategie erarbeiten. Wichtig ist, dass sich das komplette Team an Absprachen hält.

3.37 Pia P. leidet unter Stimmungsschwankungen

3.37.1 Die Fakten

Biografie: Die 83-jährige Pia P. war Erzieherin in einem Kinderheim, eigene Kinder hatte sie nicht. Sie ist verwitwet. Es gibt eine jüngere Schwester, die jedoch auch in einer Einrichtung wohnt.

Krankheitsbild: Demenz

Herausforderungen: Pia P. hat täglich Stimmungsschwankungen. Diese wechseln zwischen Lachen und Weinen. Veränderungen im Zimmer machen Pia P. sofort unruhig. Am liebsten bastelt sie Sterne und verschenkt sie. Sie hat ihre Lieblingsmitarbeiter, nur von ihnen lässt sie Verrichtungen zu. Sie hat Stofftiere, die sie als ihre Kinder betrachtet. Diese haben Namen, werden angezogen und bekommen Essen gereicht.

3.37.2 Die verschiedenen Sichtweisen

- **Die Sichtweise der Bewohnerin:** *»Ich habe mein Leben lang mit Kindern gearbeitet. Mit kleinen armen Seelen, sie brauchten Liebe und Strenge. Beides habe ich ihnen gegeben. Jetzt spüre ich mal diese Liebe und mal diese Trauer. Ich muss mich doch kümmern, das mache ich gerne.«*
- **Die Sichtweise der Pflege- und Betreuungskräfte:** *»Dieses Auf und Ab ohne erkennbaren Grund kann schon sehr anstrengend sein. Die Bewohnerin kann gerne mit ihren Puppen so umgehen, das tut ihr gut. Nur wir können nicht den Dienstplan danach gestalten, ob sie eine pflegerische Versorgung zulässt oder nicht.«*

3.37.3 Aus der Fallbesprechung: Tipps für Pflege und Betreuung

Dass die Bewohnerin die Puppen als ihre ehemaligen Heimkinder verkennt, liegt auf der Hand. Das darf auch so sein. Pia P. durchlebt in ihrer Welt ihre Vergangenheit. Wichtig ist, dass sie dadurch nicht der Lächerlichkeit ausgeliefert wird. Bezogen auf ihre »Lieblinge«, wird daher in der Fallbesprechung nicht allein nach dem »Was« gefragt, sondern auch nach dem »Wie«.

In der Fallbesprechung wird deutlich, dass bei den Übergaben oft deutlich wird, dass ein Mitarbeiter gar keine Probleme hat, ein anderer aber nicht zum Ziel, etwas der Körperpflege, kommt. Schnell ist man sich einig, dass dieses Verhalten von Pia P. mit Sympathie oder Antipathie zu tun hat. Deshalb ist die Frage nach dem »Wie« so entscheidend. Es kommt darauf an, wie eine Ansprache stattfindet, wie die Reihenfolge einer Versorgung ist, teilweise sogar wie die Stimmlage ist.

Beim Duschen oder der Körperpflege insgesamt hat jeder seine lebenslang eingeübten Gewohnheiten. Der eine putzt z. B. vor dem Duschen die Zähne, der andere hinterher. Als Pflegebedürftiger möchte jeder seine eigenen Abläufe beibehalten. Wenn dann eine Pflegekraft die gewohnten Rituale anbietet, läuft die Körperpflege deutlich entspannter. Geschieht das nicht, wird die Situation anstrengend.

Das Team sieht sich den Maßnahmenplan genau an, bespricht die Abläufe und verfolgt jene, die den größten Erfolg versprechen.

3.38 Rita R. hat ständig Hunger

3.38.1 Die Fakten

Biografie: Die 89-jährige Rita R. ist früh verwitwet und hat sieben Kinder großgezogen. Sie war Hausfrau, hat leidenschaftlich genäht und gestrickt. Die Kinder und auch die Enkelkinder besuchen sie regelmäßig. Sie verkennt oft die Enkelkinder als ihre Kinder.

Krankheitsbild: Demenz

Herausforderungen: Rita R. hat einen erhöhten Bewegungsdrang, sie läuft und läuft. Ständig äußert sie immer Hungergefühl. Sie vergisst dabei auch, dass sie gerade gegessen hat. Selbst kauend fordert sie noch nach Essen. Dabei hat sie ein normales Gewicht. Bekommt sie nicht ihren Willen, stampft sie mit dem Fuß auf und wird ungehalten.

3.38.2 Die verschiedenen Sichtweisen

- **Die Sichtweise der Bewohnerin:** *»Ich bin so froh, so eine tolle Familie zu haben. Ich war schon immer viel unterwegs. Nur geschäftig. Müßiggang ist aller Laster Anfang.«*
- **Die Sichtweise der Pflege- und Betreuungskräfte**: *»Die Bewohnerin ist nur unterwegs, sie ist kaum zu stoppen. Ständig möchte sie essen und wird, wenn sie ihren Wunsch nicht bekommt, trotzig wie ein kleines Kind. Wir wissen schon nicht mehr, was wir ihr anbieten können.«*

3.38.3 Aus der Fallbesprechung: Tipps für Pflege und Betreuung

Das Team prüft als erstes die Medikamente, denn Neuroleptika können Bewegungsunruhe auslösen. Als zweites wird entschieden, die Schilddrüse von Rita R. untersuchen zu lassen. Eine Funktionsstörung kann dazu führen, dass Menschen durch einen erhöhten Stoffwechsel ständig Hunger haben. Durch ihre ständige Bewegung verliert Rita R. viel Energie. Daher soll sie künftig auch zwischendurch etwas zu Essen in die Hand bekommen. Außerdem wollen die Pflege- und Betreuungskräfte Rita R. ausdrücklich ermuntern, zwischendurch eine Pause zu machen: »Wer so beschäftigt ist, der darf ich auch mal ausruhen!«

In Gesprächen beschreiben Pflegende und Betreuende oft, dass sie beobachten, dass Menschen im Alter stur und trotzig werden (▶ Kap. 4.6.7).

3.39 Sara S. verlässt ihr Zimmer nicht

3.39.1 Die Fakten

Biografie: Die 62-jährige Sara S. war als Arbeiterin in einer Fabrik beschäftigt. Sie war ledig und hat einen jüngeren Bruder. Der Bruder hat sich immer wieder um seine Schwester gekümmert. Jedoch wurde es immer schwieriger und seine Frau stellte ihn vor die Wahl. So musste er als Betreuer die Entscheidung treffen, Sara S. in einer Einrichtung anzumelden.

Krankheitsbild: Paranoide Schizophrenie

Herausforderungen: Sara S. bleibt nur in ihrem Zimmer. Sie berichtet, dass sie im direkten Kontakt zu Gott steht. Sie ist sehr verschlossen und kommt nur zum Essen in die Wohnküche. Sie ist den anderen Bewohner*innen gegenüber sehr herausfordernd. Sie fährt ihnen mit dem Rollator über die Füße oder kippt die Tassen der anderen auf dem Tisch aus. Sara S. spricht fast nicht und verweigert ihre Medikamente.

3.39.2 Die verschiedenen Sichtweisen

- **Die Sichtweise der Bewohnerin:** *»Ich bin etwas Besonderes, sonst hätte mich Gott nicht ausgewählt. Wann versteht das jemand? Die anderen Menschen stören nur. Sie soll mich alle in Ruhe lassen.«*
- **Die Sichtweise des Bruders:** *»Ich habe mich viele Jahre um meine Schwester gekümmert, jetzt muss es gut sein. Meine Frau hat mich vor die Wahl gestellt. Ich kann und ich will auch nicht mehr.«*
- **Die Sichtweise der Pflege- und Betreuungskräfte:** *»Wir stellen immer wieder fest, dass uns das Verstehen von Bewohner*innen mit psychiatrischen Krankheitsbildern schwerfällt. Die Bewohnerin befindet sich in einer anderen Welt und es fühlt sich so an, als könnten wir sie nie erreichen.«*

3.39.3 Aus der Fallbesprechung: Tipps für Pflege und Betreuung

Das Team informiert sich zunächst über Psychosen aus dem schizophrenen Formenkreis (▶ Kap. 4.9) und bestimmt eine Pflegekraft dazu, mit der Bewohnerin ein Gespräch zu führen. Darin soll es darum gehen, ob Sara S. Stimmen hört. Eine solche Frage kann keine Stimmen auslösen! Wenn Sara S. darüber nicht sprechen möchte, wird sie dies mit ziemlicher Sicherheit sagen. Außerdem soll ein Stimmenbarometer erstellt werden (▶ Kap. 4.9.9).

Das Team erkennt auch, dass Sara S. dringend den Rückzug in ihr Zimmer braucht. Nur so kann sie ihre »Systeme« runterfahren. Menschen mit einer Schizophrenie haben einen erhöhten Stresspegel und benötigen eine reizarme Umgebung.

Das Verhalten anderer Bewohner gegenüber kann aus den Stimmen heraus resultieren und/oder Sara S. hat weitere Wahnideen. Ein weiteres Ergebnis der Fallbesprechung deshalb: mit dem Facharzt ggf. die Gabe einer Depot-Injektion besprechen.

3.40 Thea T. ist Alkoholikerin

3.40.1 Die Fakten

Biografie: Die 64-jährige Thea T. ist Alkoholikerin, sie selbst verschweigt es aber. Sie hat zwei Söhne, jedoch keinen Kontakt zu ihnen. Der Exmann ist Arzt und kümmert sich um seine Frau. Thea T. war Krankenschwester und das Ehepaar lernte sich im Krankenhaus kennen und lieben. Aus einem abendlichen Glas Wein, um die Nerven zu beruhigen, wurde bei Thea T. bald mehr. Ihr Mann beschreibt sie als sehr hilfsbereit. Thea T. redet viel und gerne.

Krankheitsbilder: Alkoholmissbrauch, Diabetes

Herausforderungen: Thea T. verhält sich oft arrogant und bezeichnet sich als »Arztfrau«. Dass sie in Wirklichkeit von der Sozialhilfe lebt, leugnet sie genauso wie die Tatsache, dass sie Alkoholikerin ist. Sie versucht überall

Geld zu bekommen, um dann Alkohol zu kaufen. Dann geht sie in ihr Zimmer und betrinkt sich. Das Zimmer ist unordentlich. Thea T. vernachlässigt sich.

3.40.2 Die verschiedenen Sichtweisen

- **Die Sichtweise der Bewohnerin:** *»Ich bin eine Arztfrau und habe einen Status in der Gesellschaft. Einen guten Wein trinkt doch jeder, immer dieses Theater! Im tiefen Inneren weiß ich, dass ich Alkoholikerin bin, aber es tut weh, mir das einzugestehen. Ich verliere mein Gesicht, alles habe ich verloren. Ich habe mich immer um alles gekümmert und hatte viele gesellschaftliche Verpflichtungen. Immer habe ich meinem Mann den Rücken freigehalten und dann geht er einfach!«*
- **Die Sichtweise des Exmannes:** *»Wir waren ein tolles Team. Dann kam der Alkohol und hat alles kaputt gemacht. Täglich immer mehr. Es gab so viele peinliche Momente. Ich kann und will das nicht mehr.«*
- **Die Sichtweise der Pflege- und Betreuungskräfte:** *»Die Bewohnerin ist eingebildet und benimmt sich herablassend uns und den anderen Bewohner*innen gegenüber. Dann aber wieder geht sie förmlich betteln, erhält »Spenden« und liegt oft völlig betrunken im Zimmer. Wenn wir Pech haben, müssen wir dann Erbrochenes wegwischen.«*

3.40.3 Aus der Fallbesprechung: Tipps für Pflege und Betreuung

Thea T. hat ihr gewohntes Leben und ihre Würde verloren. Zur Vorbereitung der Fallbesprechung liest sich das Team noch einmal zum Thema Abhängigkeit ein (▶ Kap. 4.1). Die Würde des Menschen ist unantastbar, das gilt auch für Alkoholiker. Das Verheimlichen, das Gefühl, kontrolliert zu werden, den Boden verlieren – in dieser haltlosen Situation brauchen die Betroffenen die sensible Unterstützung des gesamten Teams.

Wichtig ist, den Alkohol nicht zu entziehen. Dadurch könnte ein Alkoholentzugsdelir entstehen, das lebensgefährlich werden kann. Wenn Thea T. in einer nüchternen Phase ist, wird stattdessen mit ihr ein Vertrag geschlossen: Sie soll die Möglichkeit erhalten, »kontrolliert« zu trinken. Das heißt, über den Tag verteilt bekommt sie ein »Pensum« an Alkohol. Dadurch hofft das Team, zwei Ziele zu erreichen: a) Thea T. muss nicht mehr betteln, b) Thea T. liegt nicht »abgefüllt« in der Ecke.

Das Team möchte Thea T. die Möglichkeit geben, ihre Würde und ihr Selbstwertgefühl wiederzubekommen. Eine psychologische Begleitung wird ebenfalls überlegt und beantragt. Allen im Team ist schlussendlich klar, dass sie nicht zu viel erwarten dürfen, aber Thea T. hat eine Chance verdient. Schließlich ist sie mit gerade mit 64 Jahren noch recht jung.

3.41 Ulrich U. sucht seine Ehefrau

3.41.1 Die Fakten

Biografie: Der 87-jährige Ulrich U. zog ursprünglich mit seiner Ehefrau ein, doch diese ist vor sechs Monaten verstorben. Die einzige Tochter sowie ein Enkelsohn besuchen den (Groß-)Vater regelmäßig. Die Tochter hat verhindert, dass der Vater an der Beerdigung der Mutter teilnehmen durfte.

Krankheitsbild: Demenz

Herausforderungen: Ulrich U. sucht ständig seine Ehefrau. Er geht im Easy Walker hin und her und hat ein erhöhtes Sturzrisiko. Er ruft ständig den Namen seiner verstorbenen Frau. Andere Bewohner reagieren mittlerweile gereizt, einer beschimpft Ulrich U. sogar als »Drecksau«.

3.41.2 Die verschiedenen Sichtweisen

- **Die Sichtweise des Bewohners:** *»Ich verstehe nicht, was los ist. Wo ist denn bloß meine Frau? Ich vermisse Sie so sehr.«*
- **Die Sichtweise der Tochter:** *»Ich möchte meinen Vater schützen. Er vergisst meine Mutter bestimmt. Das sagt man doch über das Krankheitsbild. Die Menschen vergessen, warum hätte ich ihm die Beerdigung antun sollen!«*

- **Die Sichtweise der Pflege- und Betreuungskräfte:** *»Uns sind oft die Hände gebunden. Wir erleben es immer wieder, dass Angehörige schützen wollen und Vater oder Mutter nicht über den Tod des Partners informieren wollen. Wir können den Bewohner verstehen, aber das hilft ihm nicht. Wir wollen ihn auch gerne schützen.«*

3.41.3 Aus der Fallbesprechung: Tipps für Pflege und Betreuung

Auch hochgradig demenzielle Bewohner*innen spüren Verluste. Das ist in diesem Fall nicht anders. Ulrich U. hatte keine Chance, sich von seiner Frau zu verabschieden. Er ist verzweifelt und sucht seine Frau. Das Team weiß aber, dass es ihm nicht einfach sagen kann, dass seine Frau seit sechs Monaten tot ist. Ebenso wenig kann es sagen, dass seine Frau im Moment beschäftigt ist und erst später kommt.

Stattdessen entscheidet sich das Team, Ulrich U. zu validieren. Sie wollen mit ihm über seine Frau sprechen, ihm zuhören, wenn er von ihr erzählt. Sie wollen mit ihm gemeinsam Bilder aus seinem Leben, von seiner Frau, anschauen. Dabei ist es vollkommen in Ordnung, wenn Ulrich U. dann traurig wird und weint.

Im Rahmen der »Ja-Straße« wird er bestätigt, dass er traurig ist. Und zwar als Aussage, nicht als Frage. Ihr wird darin bestätigt, dass er gerade nicht weiß, wie es weitergeht, dass er gerade verzweifelt ist. Ulrich U. kann dem nur zustimmen, weil er sich genauso fühlt. Er fühlt sich bestätigt, die Gefühle können fließen und sind nicht eingesperrt.

Damit sich Ulrich U. auch selbst mehr spüren kann, wird vereinbart, ihn basal zu pflegen.

3.42 Vivian V. greift andere Bewohner an

3.42.1 Die Fakten

3

Biografie: Die 80-jährige Vivian V. hat in einer Textilfabrik gearbeitet. Sie ist verwitwet, die Ehe ist kinderlos geblieben. Sie kegelt gerne. Vor fünf Jahren verlor sie bei einem schweren Autounfall beide Unterschenkel.

Krankheitsbild: Beide Unterschenkel sind amputiert

Herausforderung: Vivian V. fährt mit ihrem Rollstuhl zu den Aktivitäten, auch zum Kegeln. Beim Kegeln greift sie die anderen Bewohner*innen an und beschimpft sie, weil sie glaubt, dass man sie nicht dabeihaben möchte.

3.42.2 Die verschiedenen Sichtweisen

- **Die Sichtweise der Bewohnerin:** *»Ich habe immer meine Pflicht erfüllt, mein Leben lang war ich fleißig. Mein Mann und ich sind sehr gerne kegeln gegangen. Wir hatten unsere Freunde. Als mein Mann starb, wurden die Kontakte immer weniger. Jetzt gehe ich auch noch zum Kegeln, aber eigentlich geht das gar nicht mehr. Das macht mich ungeheuer wütend, vor allem, weil die anderen Leute da nichts verstehen!«*
- **Die Sichtweise der Pflege- und Betreuungskräfte:** *»Die Bewohnerin ist in der Regel »lieb«. Beim Kegeln aber »rastet« sie aus. Wir haben ihr schon mehrmals gesagt, sie soll lieber an anderen Angeboten teilnehmen. Aber nein, jetzt haben wir das Problem, die anderen Bewohner zu beruhigen.«*

3.42.3 Aus der Fallbesprechung: Tipps für Pflege und Betreuung

So stellen sich die Fakten zu Beginn der Fallbesprechung dar: Die Bewohnerin hat sehr gerne gekegelt. Dort traf sie ihre Freunde und ihr Mann und sie hatten eine gute Zeit. Nun stellen sich scheinbar nur noch Verluste ein: Erst verlor sie ihren Mann, dann ihre Freunde und von einer Sekunde zur anderen auch noch ihre Beine.

Jetzt fährt sie zum Kegeln, angezogen wie von einem Magnet. Als würde sie in ihr altes Leben treten wollen. Dann wird sie erfüllt von ihrer tiefen Verzweiflung. Es wird ihr direkt bewusst, wie ihre Welt zerstört ist. Das projiziert sie direkt auf alle Anwesenden. Sie haben Beine, sie können kegeln, wie sie es selbst gemacht hat. Ihre ganze Wut richtet sich auf die anderen Bewohner.

Das Team vereinbart, einen Zugang zu der Bewohnerin zu finden, um mit ihr über ihre Wut zu sprechen. Es soll der Versuch gemacht werden, Vivian V. eine Möglichkeit zu geben, ihren Ärger abzubauen, indem sie die Aufgabe erhält, beim Kegeln die Punkte zu notieren.

Ärger bedeutet Zielhindernis, Werteverletzung und/oder Unrecht. In Vivan V.'s Wahrnehmung hat sie viel Unrecht erfahren und wurde daran gehindert, einen für »normalen« Lebensabend zu führen. Das Team will sich ein weiteres Mal zusammensetzen, um Aufgaben für Vivian V. zu finden. Außerdem nehmen sich alle vor, Vivian V. darin zu bestätigen, dass sie eine starke Frau ist.

3.43 Wilfried W. schmiert mit Kot

3.43.1 Die Fakten

Biografie: Wilfried W. ist ein 64-jähriger lediger Mann. Seine Mutter wurde pflegebedürftig und zog in die Einrichtung. Wilfried W. zog als Selbstzahler ebenfalls in die Einrichtung. Seit sieben Monaten ist die Mutter verstorben. Wilfried W. erlitt nach ihrer Beerdigung einen Apoplex. Sein einziges Hobby sind Eisenbahnen. Er hat bei der Bahn am Schalter gearbeitet.

Krankheitsbild: Apoplex, linksseitig betroffen

Herausforderung: Wilfried W. ist schwer zu motivieren, an Beschäftigungen teilzunehmen. Pflege lässt er zu. Mindestens einmal am Tag kotet er ein und beschmiert seine Umgebung mit Kot. Das Team hat den Eindruck, dass er es mit Absicht macht.

3.43.2 Die verschiedenen Sichtweisen

- **Die Sichtweise des Bewohners:** *»Ich hatte nur meine Mutter. Ich ging arbeiten, kam nach Hause und war versorgt. Das Essen war fertig und meine Mutter hörte mir zu. Wir haben zusammen Fernsehen geschaut. Wir hatten uns und somit eine heile Welt. Jetzt ist sie nicht mehr, niemand sitzt mit mir vor den Fernseher oder spricht mit mir über den Tag oder über die Bahn.«*
- **Die Sichtweise der Pflege- und Betreuungskräfte:** *»Es ist nicht normal, dass ein Sohn so mit seiner Mutter zusammengelebt hat. Sogar mit in die Einrichtung gezogen ist. Jetzt kotet er sich sogar ein. Fast so, als wäre er wieder zum Kleinkind geworden ist.«*

3.43.3 Aus der Fallbesprechung: Tipps für Pflege und Betreuung

Der Bewohner hatte sein Leben lang eine 1:1-Betreuung durch seine Mutter. Die Verbindung war so intensiv, dass er einen Apoplex erlitt, als sie starb. Bei der Fallbesprechung wird klar, wie wichtig ist es, dass das Team ohne Wertung in den Kontakt zu ihm treten kann.

Beim Einkoten drängt sich allen die Überlegung auf, dass das Verhalten absichtlich ist. Hat Wilfried W. eingekotet, bekommt er eine komplette 1:1-»Betreuung«. Er wird gepflegt und die Umgebung wird gesäubert. Das ist das, was er braucht. Also braucht das Team hier eine einheitliche Vorgehensweise: Hat Wilfried W. eingekotet, wird er würdevoll gepflegt. Wenn seine Umgebung gereinigt wird, soll er das Zimmer verlassen. Auf diesem Weg wird die Verknüpfung »Einkoten« und »Betreuung« langsam getrennt. Auf der anderen Seite wird eine Beziehung aufgebaut. In der Einzelbetreuung sollen künftig eine Eisenbahn und/oder Bücher, Bilder usw. eingebunden werden. So kann auf der einen Seite positive Verstärkung stattfinden, um das »nicht erwünschte« Verhalten zu verändern.

Außerdem wird Wilfried W., ermuntert, weiterhin Kontakte zu anderen Bewohner*innen aufzunehmen, damit er sich mit der Zeit nicht mehr so verloren fühlt.

3.44 Yasemin Y. steht immer wieder auf und stürzt

3.44.1 Die Fakten

Biografie: Die 97-jährige Yasemin Y. ist verwitwet. Sie war Hausfrau und Mutter von vier Kindern. Die Kinder wohnen, bis auf eine Tochter (70 Jahre), in unterschiedlichen Bundesländern. Die Enkelin kümmert sich um ihre Oma. Früher hatte Yasemin Y. viel Freude bei der Gartenarbeit. Mit Gemüseanbau und Kaninchenställe ernährte sie ihre Familie. Wenn die Enkelin mit ihr Bilder anschaut, entspannt sich ihre Muskulatur.

Krankheitsbild: Demenz

Herausforderung: Yasemin Y. ist hochgradig demenziell erkrankt. Sie sitzt im Rollstuhl, bleibt aber nicht sitzen, sondern steht immer wieder auf und stürzt. Die Enkelin macht den Mitarbeiter*innen massive Vorwürfe, weil sie sich nicht um ihre Oma kümmern würden.

3.44.2 Die verschiedenen Sichtweisen

- **Die Sichtweise der Bewohnerin:** *»Immer gearbeitet, immer in Bewegung. Ja, das war ich. Ich habe meinen Mann früh verloren und meine Kinder fast allein großgezogen. Wir haben immer zusammengehalten. Meine Kinder leben weit weg, aber meine Enkelin ist immer für mich da. Aber ich muss ja weiter schaffen und in Bewegung bleiben, wer rastet der rostet.«*
- **Die Sichtweise der Enkelin:** *»Meine Oma hat sich um alles gekümmert. Jetzt kümmere ich mich um meine Oma. Leider kümmert sich in der Einrichtung keiner so richtig um meine Oma. Sie stürzt immer wieder. Das darf nicht passieren.«*
- **Die Sichtweise der Pflege- und Betreuungskräfte:** *»Wir verstehen die Biografie der Bewohnerin, aber haben natürlich ein Problem, wenn sie ständig aufsteht und stürzt. Wir können auch die Enkelin verstehen, dennoch können wir bei der Bewohnerin keine 24-Stunden Einzelbetreuung durchführen. Sie trägt eine Protektorenhose und festes Schuhwerk.«*

3.44.3 Aus der Fallbesprechung: Tipps für Pflege und Betreuung

Yasemin Y. liebt ihre Betriebsamkeit. Sie möchte gehen, hat aber ihre Kraft und/oder ihre Gangfähigkeit verloren. Sie kann nur ein paar Schritte gehen, bevor sie stürzt. Eine Alternative zum Rollstuhl wäre ein Gehwagen, ein sog. Walker[24] (▶ Abb. 15). Damit könnte Yasemin Y. sitzen, aufstehen, sich rechts und links festhalten und gehen. Wenn sie keine Kraft mehr hat, kann sie sich hinsetzen. Somit kann sie sich weiterbewegen.[25]

In der Fallbesprechung wird auch die Situation der Enkelin besprochen. Sie würde sich vielleicht gern selbst kümmern und kann es vielleicht nicht. Für die Pflege- und Betreuungskräfte stellt sich die Situation natürlich anders dar: Im Wohnbereich sind 20 und mehr Bewohner*innen. Also muss mit der Enkelin ein Gespräch geführt werden. Hinter ihren Emotionen und Bedürfnisse verbirgt sich Fürsorge. Das Gespräch sollte also genau damit eröffnet werden, der Enkelin zu sagen, dass sie eine sehr fürsorgliche Enkelin ist und dass alle gemeinsam möchten, dass es ihrer Oma gut geht. Das Gespräch soll auf jeden Fall geplant und in einer ruhigen Atmosphäre stattfinden.

3.45 Zoltan Z. kann nachts nicht schlafen

3.45.1 Die Fakten

Biografie: Der 63-jährige Zoltan Z. sitzt im Rollstuhl und kann selbstständig nur noch wenige Schritte gehen. Bei einem Sturz hat er sich eine Unterschenkelfraktur zugezogen. Er arbeitete in der Stahlindustrie, vorwiegend in der Nacht.

Krankheitsbilder: Demenz, Parkinson-Krankheit

---

[24] Vgl. https://rcn-medizin.de/produkte/gehwagen-und-gehmobile.html

[25] Vgl. Deutsches Netzwerk für Qualitätsentwicklung in der Pflege (DNQP (2022): Expertenstandard Sturzprophylaxe in der Pflege. Osnabrück.

Herausforderungen: Zoltan Z. zieht sich den ganzen Tag zurück. Aber gegen ca. 18.00 Uhr wird er aktiv und läuft fast die ganze Nacht herum. Er schläft nur wenige Stunden, nackt, ohne Hose und Decke. Inkontinenzmaterial lehnt er ab. Pflege ist möglich.

3.45.2 Die verschiedenen Sichtweisen

- **Die Sichtweise des Bewohners:** *»Ich habe jede Nacht gearbeitet. Mit Mitte 40 bekam ich die Diagnose Parkinson. Das war ein Schock. Aber die Medikamente waren sehr gut und ich konnte noch ein paar Jahre arbeiten, bis ich meinen Job verloren habe. Ich konnte mir nichts mehr merken und die Maschinen nicht mehr richtig einstellen. Und jetzt bin ich hier.«*
- **Die Sichtweise der Pflege- und Betreuungskräfte:** *»Der Bewohner kann doch nachts nicht rumrennen. Der Nachtdienst kann ihn nicht immer im Blick haben. Und wenn er ins Bett geht, liegt er nackt im Bett und alles ist nass. Das geht wirklich nicht!«*

3.45.3 Aus der Fallbesprechung: Tipps für Pflege und Betreuung

Auch bei Zoltan Z. ist die Vergangenheit zur Gegenwart geworden. Seine innere Uhr funktioniert noch nach dem alten Takt, er ist nachts aktiv und schläft tagsüber.

In der Fallbesprechung lautet die erste Frage: Was ist schlimm daran? Wenn Zoltan Z. nicht in andere Bewohnerzimmer geht, spricht erst einmal nichts dagegen, dass er nachts wach ist und herumläuft. Individuelle Pflege und Betreuung bedeutet auch, sich auf biografische Rituale einzustellen.

Deshalb greift das Team zu folgender Lösung: Zoltan Z. soll biografische Dinge zur Verfügung gestellt bekommen. Dinge aus seiner beruflichen Tätigkeit, wie etwa eine Arbeitstasche mit eingepackten Broten, eine Thermoskanne oder ein Henkelmann. So kann er nachts auch etwas essen.

Dass der Bewohner sich nackt und ohne Decke ins Bett legt, ist zwar ungewöhnlich. Aber auch hier stellt sich die Frage: Was ist schlimm daran? Das Team will künftig saugstarke Unterlagen für das Bett verwenden. Außerdem gibt es Sensoren, die wie ein Pflaster auf den Bauch in Höhe der Blase geklebt werden. Der Sensor meldet über das Decktelefon, wenn die Blase kurz vor der Entleerung ist. So könnte der Bewohner zur Toilette gebracht werden, bevor er das Bett einnässt.

3.46 Anja A. masturbiert mit dem Tafelmesser

3.46.1 Die Fakten

Biografie: Die 83-jährige Anja A. ist seit Jahren verwitwet. Von ihren drei Kindern kommt nur die jüngste Tochter regelmäßig zu Besuch und kümmert sich um alle Wünsche.

Krankheitsbild: Zustand nach Herzinfarkt

Herausforderung: Anja A. nimmt abends immer eine Scheibe Brot, Butter und etwas Käse mit ins Zimmer. Auch ein Tafelmesser ist dabei, damit sie sich ihr Abendbrot auch zubereiten kann. Das sorgte bislang für keine Unruhe. Doch per Zufall wurde gesehen, dass sie sich mit dem Tafelmesser selbst befriedigt.

3.46.2 Die verschiedenen Sichtweisen

- **Die Sichtweise der Bewohnerin:** *»Ich bin eine Frau mit Bedürfnissen. Mir ist es aber sehr peinlich. In meiner Generation durfte Sexualität nicht ausgelebt werden. Obwohl mein Mann und ich sehr aktiv waren. Die Sache mit dem Tafelmesser? Was sollte ich denn sonst nehmen?«*
- **Die Sichtweise der Pflege- und Betreuungskräfte:** *»Eine Mitarbeiterin im Nachtdienst hat die Bewohnerin »erwischt«. Sie konnte die Situation erst nicht einschätzen. Es war so unangenehm.«*

3.46.3 Aus der Fallbesprechung: Tipps für Pflege und Betreuung

Sexualität endet nicht, wenn Menschen alt werden. Für Bewohner gibt es die Möglichkeit, die Dienste einer Streichlerin in Anspruch zu nehmen. Für Frauen sieht das anders aus. Insofern ist die erste Lösung, die in der Fallbesprechung angestrebt wird, dass mit Anja A. ein sensibles Gespräch geführt wird. Das Team ist sich einige, dass eine erfahrene, etwas ältere Pflegekraft dieses Gespräch führt. Statt des Tafelmessers wäre ein Dildo natürlich angemessener.

Dem Team ist klar, dass es wohl kaum umhinkommt, mit der Tochter über die Anschaffung eines Dildos sprechen muss. In der Regel ist das den alten Menschen höchst peinlich – und ihren Kindern ebenso. Wichtig ist aber, dass die Bewohnerin würdevoll ihre Sexualität leben kann. Jeder Mensch hat ein Recht darauf, unabhängig von seinem Alter.

3.47 Britta B. leidet unter Waschzwang

3.47.1 Die Fakten

Biografie: Britta B., ist eine 49-jährige Frau. Sie ist gelernte Apothekenhelferin. Seit einem Motorradunfall ist sie querschnittsgelähmt. Sie kann ihren E-Rollstuhl selbst bedienen und interessiert sich für Kunst.

Krankheitsbilder: Zwangsstörung, Querschnittslähmung

Herausforderungen: Britta B. ist grundsätzlich interessiert und offen. Solange jeder andere ihre Meinungen teilt. Ist das nicht der Fall, kann sie sehr rechthaberisch, egoistisch und beratungsresistent sein. Sie wäscht sich bis zu hundertmal am Tag die Hände und möchte ständig neue Seifen haben.

3.47.2 Die verschiedenen Sichtweisen

- **Die Sichtweise der Bewohnerin:** *»Ich kenne mich aus mit Krankheiten. Schließlich habe ich in einer Apotheke gearbeitet. Ich war leidenschaftliche Motorradfahrerin, bis der LKW kam. Er hat mich nicht gesehen.«*
- **Die Sichtweise der Pflege- und Betreuungskräfte:** *»Sie ist für unsere Einrichtung viel zu jung. Wir werden ihr nicht gerecht. Wir können ihr zwar immer wieder sagen, dass sie ihre Hände nicht ständig waschen soll, aber sie hört nicht zu. Die Haut hängt schon in »Fetzen«. Hinzu kommt, dass Bewohner sehr schnell wütend wird. Wenn ihr ältere Bewohner in der Gruppe nicht sofort antworten oder auf sie reagieren, schimpft sie mit ihnen.«*

3.47.3 Aus der Fallbesprechung: Tipps für Pflege und Betreuung

Britta B. kann sich nicht kontrollieren. Sie ist sich dessen bewusst, dass das ständige Händewaschen »unsinnig« ist. Aber sie muss es durchführen. Würde sie sich nicht waschen, entstehen Ängste. Die Ängste, die Kontrolle zu verlieren, werden durch ihren Unfall noch genährt. Sie hatte keine Chance sich zu schützen und ist jetzt querschnittsgelähmt.

Die erste Lösung, die in der Fallbesprechung notiert wird, ist ein Gespräch mit Britta B. und mit ihrem Arzt, denn Britta B. braucht psychologische Unterstützung und Verlässlichkeit vom Team. Allen ist klar, dass sie verhandeln statt behandeln müssen. Gerät Britta B. unter Druck, nehmen die Zwänge noch zu. Sie weiß ja durchaus, dass ihre Handlung unsinnig ist, kann sie aber nicht unterdrücken. Wird sie dazu gezwungen, die Handlung zu unterlassen, nimmt der Zwang zu. Ein Teufelskreis entsteht.

3.48 Carla C. weiß nicht, wo sie ist

3.48.1 Die Fakten

Biografie: Die 80-jährige Carla C. wurde von ihrer Familie zur Kurzzeitpflege in die Einrichtung gebracht. Ihr 85-jähriger Ehemann brauchte dringend eine Auszeit. Die Familie hat entschieden, dass Carla C. direkt in der Einrichtung bleiben soll. Doch gesagt hat es ihr niemand.

Krankheitsbild: Demenz

Herausforderungen: Carla C. sucht ihren Mann. Sie ruft nach ihm und möchte nach Hause. Gegenüber dem Personal ist sie oft beleidigend. Sie beschimpft Menschen mit Übergewicht: »Sie sind fett!« – »Sie haben einen dicken Arsch!« Bei den Mahlzeiten schimpft sie über das Essen. »Hier gibt es nur Fraß und den Mist esse ich nicht!«

3.48.2 Die verschiedenen Sichtweisen

- **Die Sichtweise der Bewohnerin:** *»Ich verstehe nicht, wo ich bin. Wo ist mein Mann? Keiner sagt es mir. Stattdessen laufen hier so viele Menschen rum.«*
- **Die Sichtweise des Ehemanns:** *»Es ist schlimm für mich, meine Frau in der Einrichtung zu lassen. Ich kann es ihr nicht sagen, dass sie jetzt dortbleibt. Aber ich kann nicht mehr. Sie ist ständig unterwegs, auch nachts. Ich komme nicht mehr zu Ruhe.«*
- **Die Sichtweise der Pflege- und Betreuungskräfte:** *»Es ist immer wieder schwierig, wenn Angehörige einem Bewohner nicht die Wahrheit sagen. Trotzdem kann die Bewohnerin deshalb nicht alle Kollegen beleidigen.«*

3.48.3 Aus der Fallbesprechung: Tipps für Pflege und Betreuung

Im Rahmen einer Demenz verändern sich die sozialen Kompetenzen (▸ Kap. 4.6.6). Das ist dem Team natürlich klar, dennoch ist es für die Kolleg*innen unangenehm, beschimpft zu werden, auch wenn es nicht persönlich gemeint ist.

Im Rahmen des Verlusterlebens könnte es eine Verknüpfung sein zwischen Essen und Liebe. hat gerade ihre Liebe verloren und greift daher Menschen an, die Liebe haben. Zugegeben etwas viel Fantasie, jedoch nicht unmöglich

Das Team entscheidet: Ein Gespräch mit den Angehörigen muss geführt werden, denn sie müssen der Bewohnerin deutlich sagen, dass sie in der Einrichtung bleiben muss. Selbstverständlich sollte der Ehemann seine Ehefrau regelmäßig besuchen können. Er wird auch dabei unterstützt, das Zimmer seiner Frau mit vertrauten Gegenständen und Möbeln auszustatten. Als weitere Möglichkeit werden tägliche Videoanrufe mit dem Mann geplant. Das gelingt unkompliziert mit Enna[26], wo der Videoanruf durch Auflegen der entsprechenden Karte direkt startet.

3.49 Damian D. schlägt und tritt um sich

3.49.1 Die Fakten

Biografie: Der 94-jährigen Damian D. ist gelernter Schlosser. Er ist verwitwet, hat zwei Töchter und einen Sohn. Im Rollstuhl kann er sich gut bewegen.

Krankheitsbild: Demenz

Herausforderung: Wenn Damian D. mit seinem Rollstuhl im Wohnbereich unterwegs ist, schimpft er ohne erkennbaren Grund. Sobald jemand in seine Nähe kommt, schlägt er, tritt und versucht zu kneifen.

---

[26] https://enna.care/teaser

3.49.2 Die verschiedenen Sichtweisen

- **Die Sichtweise des Bewohners:** *»Ich weiß nicht, was mit mir passiert. Ich muss mich doch schützen, alle kommen wir zu nahe.«*
- **Die Sichtweise der Pflege- und Betreuungskräfte:** *»Wir machen einen großen Bogen um den Bewohner. Er ist unberechenbar. Ist er im Zimmer, ist er »lammfromm«.«*

3.49.3 Aus der Fallbesprechung: Tipps für Pflege und Betreuung

Im Rahmen einer demenziellen Erkrankung kann es zu unvorhergesehen, nicht kontrollierten plötzlichen Veränderungen kommen. In der Fallbesprechung registriert das Team sofort, dass das herausfordernde Verhalten nicht im Zimmer oder Badezimmer des Bewohners auftritt, sondern nur in den öffentlichen Bereichen. Vielleicht, so überlegt das Team, hat Damian D. als Schlosser in einer Halle gearbeitet und macht sich nun in seiner gegenwärtigen Welt »Platz«. Er muss seinen Weg gehen und alle die ihn daran hindern, werden zur Seite geschoben.

Zwei Maßnahmen liegen auf der Hand. Zum einen überlegt sich das Team Maßnahmen, um Damian D. einen möglichst freien Weg ohne Hindernisse zu ermöglichen.

Zum zweiten erhält er künftig Angebote, die etwas mit seiner früheren Tätigkeit zu tun haben: Schmieröl zum Riechen, Metall zum Anfassen, Bilder zum Anschauen.

3.50 Flora F. nimmt kaum Kontakt auf

3.50.1 Die Fakten

Biografie: Die 98-jährige Flora F. ist verwitwet und hat keine Kinder. Sie arbeitete früher in einer Fabrik. Nach ihrem Renteneintritt engagierte sie sich ehrenamtlich.

Krankheitsbild: Demenz

Herausforderungen: Flora F. liegt in der embryonalen Stellung im Bett. Sie nimmt wenig Kontakt war. Essen und Trinken werden zunehmend schwieriger, weil sie kaum noch vom Löffel essen kann.

3.50.2 Die verschiedenen Sichtweisen

- **Die Sichtweise der Bewohnerin:** *»Ich habe keine Kraft mehr, kann mich kaum bewegen und Essen und Trinken fällt mit schwer.«*
- **Die Sichtweise der Pflege- und Betreuungskräfte:** *»Wir würden ihr so gerne noch etwas Gutes tun.«*

3.50.3 Aus der Fallbesprechung: Tipps für Pflege und Betreuung

Auch hier kommt dem Team in der Fallbesprechung sofort die Idee des Nestbaus. So kann Flora F. sich wahrnehmen. Eine embryonale Stellung ist auch eine Form sich zu spüren. Daher wird Flora F. künftig mit basalen Bewegungen gepflegt. Weil sie die Fähigkeit verloren hat, vom Löffel zu essen und aus einem Gefäß zu trinken, wird sie eine Saugflasche erhalten. Über eine solche Saugflasche (Fahrradfahrer oder Jogger führen diese gern mit sich) können auch dünne Suppen oder Smoothies verabreicht werden.

Eine Empathiepuppe soll auch zum Einsatz kommen. Flora F. hat sich ja in ihrem Leben ehrenamtlich engagiert, ist also eine fürsorgliche Frau.

4 Die Krankheitsbilder der Fallbesprechungen

Im Folgenden finden Sie die die psychiatrischen Krankheitsbilder der vorgestellten Fälle.

4.1 Abhängigkeitserkrankungen

Haben Sie schon einmal versucht, dass was Sie gerne machen, nicht mehr zu tun, sich etwas abzugewöhnen? War es einfach? Wollte schon einmal ein anderer Mensch, dass Sie bestimmte Dinge nicht mehr tun? Rauchen Sie und wollten schon einmal aufhören? Wer hat noch nicht den Gedanken gehabt, eine Diät zu machen und wollte direkt zum Kühlschrank? Wenn Menschen an etwas gewöhnt sind, ist es nicht so einfach, sich davon zu verabschieden. Vor allem nicht, wenn die Substanzen Suchtmittel sind. Was ist ein Missbrauch? Was ist eine Sucht? Was ist eine Abhängigkeit?

Ein **Missbrauch** oder **Abusus** ist ein schädlicher, missbräuchlicher Gebrauch einer Substanz, aber noch keine Abhängigkeit. Die WHO versucht, den Begriff »Sucht« (der vom Wort »Siechen« = »Krankheit« stammt) durch den Begriff »Abhängigkeit« zu ersetzen. Dieser Begriff soll beide Elemente, die körperliche und die psychische Abhängigkeit, umfassen.

Bei einer **Abhängigkeit** kann sich der betroffene Mensch nicht mehr von einer Substanz lösen. Das Denken kreist sich immer mehr nur noch zur Einnahme der Substanz, der Suchtdruck, das Verlangen, das sog. Craving nimmt zu. Es kommt zu einer Toleranzentwicklung und bei Abstinenz kommt es zu psychischen und/oder physischen Entzugserscheinungen.

Bei regelmäßigem Konsum entwickelt sich eine Toleranz gegenüber der Substanz. Die Toleranzentwicklung beschreibt, dass der betroffene Mensch die Menge erhöhen muss, um die Intensität des Rausches zu erleben. So ist auch der Wechsel von Bier auf Schnaps erklärbar. Die benötigten Mengen an Bier können allein wegen des Volumens nicht getrunken werden. So wechselt der Alkoholabhängige beispielhaft zu (hochprozentigem) Schnaps.

Die Wirkung einer Droge ist je nach Substanz unterschiedlich, ebenso das jeweilige Suchtpotenzial. Das Suchtpotenzial beschreibt, wie schnell eine Abhängigkeit erzeugt werden kann. Ein sehr hohes Suchtpotenzial hat Heroin oder das aus Russland kommende Krokodil (Desomorphin). Alkohol hat im Vergleich dazu ein niedriges Potenzial.

Die ICD-10 beschreibt die folgenden Substanzen:

- Alkohol
- Opioide
- Cannabinoide
- Sedativa und Hypnotika
- Kokain
- andere Stimulanzien, einschließlich Koffein
- Halluzinogene
- Tabak
- flüchtige Lösungsmittel

Die ICD-11 hat diese Einteilungen, bis auf wenige Erweiterungen, weitgehend übernommen. Unterschieden werden nichtstoffgebundene Abhängigkeiten (in der ICD-11 als abhängige Verhaltensweisen beschrieben) und stoffgebundene Abhängigkeiten.
Weiterhin wird unterschieden, in welchem Zustandsbild sich der abhängige Mensch befindet:

- Akute Vergiftung
- Schädlicher Gebrauch
- Abhängigkeitssyndrom
- Entzugssyndrom mit und ohne Delir
- Psychotische Störung
- Amnestische Störung

4.1.1 Definition

Eine Abhängigkeit besteht, wenn für eine (oder mehrere) Substanzen ein unwiderstehliches Verlangen besteht, das sog. Craving. Auf der körperlichen Ebene kommt es zu einer Dosissteigerung und beim nicht Konsumieren zu Entzugserscheinungen.

4.1.2 Häufigkeit und Verlauf

In der deutschen Bevölkerung im Alter von 18 bis 64-Jährigen konsumieren 6,7 Millionen Menschen in gefährlicher Weise Alkohol. Davon sind 1,6 Millionen Menschen abhängig.[27] Die Abhängigkeit von Medikamenten liegt bei 1,9 Millionen Menschen vor, bei illegalen Substanzen sind 0,5 Millionen Menschen betroffen. Häufig geht die Alkoholabhängigkeit mit anderen Krankheiten einher. Dazu gehören Depressionen, Angststörungen und/oder Persönlichkeitsstörungen.

4.1.3 Ätiologie – Pathogenese

Meistens gibt es eine Geschichte hinter der Abhängigkeit. Wie alles hat auch die Abhängigkeitserkrankung eine multifaktorielle Genese. Im Zentrum einer Abhängigkeitserkrankung steht jedoch der sog. »Circulus vitiosus«, der Teufelskreis der Entstehung und der Aufrechterhaltung. Das heißt, der Konsum einer Substanz führt erst einmal zur Erleichterung, dann kommt es zur Ernüchterung (»die Welt hat sich nicht verändert«) und somit wird die Substanz wieder konsumiert. Kontrollverlust, Entzugserscheinungen und Toleranzentwicklungen sind die maßgeblichen Kriterien der Abhängigkeit.

---

[27] Vgl. https://www.bundesgesundheitsministerium.de/service/begriffe-von-a-z/a/alkohol.html

Einen großen Einfluss auf den Substanzkonsum haben die Eigenschaft der Droge, das soziale Umfeld und die Verfügbarkeit der Droge. Alkohol ist beispielhaft schneller, einfacher und günstiger zu bekommen als Cannabis oder Heroin. Weitere ergänzende auslösende Faktoren sind:

- Genetische Disposition
- Aktivierung des Belohnungszentrums des Gehirns
- Neurotransmitter, besonders Dopamin, Glutamat, Serotonin und GABA
- Psychologische Faktoren
- »Broken home«
- Konditionierungen
- Lernpsychologische Perspektive

4.1.4 Alkoholabhängigkeit

Sie sind eingeladen, was bekommen Sie angeboten? Wein, Sekt, Bier? Vor dem Essen einen Aperitif? Nach dem Essen ein Verdauungsschnäpschen? Verneinen Sie es, heißt es, »sei doch mal locker, entspann dich, sei lustig«. Alkohol ist gesellschaftsfähig und erwünscht. Jedoch ist es genau diese Gesellschaft, die sich von einem Menschen abwendet, wenn er alkoholkrank ist.

Die Alkoholabhängigkeit entwickelt sich stufenweise.

1. Stufe – präalkoholische Phase
   a) Erleichterungstrinken
2. Stufe – Prodomalphase
   a) Alkohol wird zum Thema
   b) ohne Anlass wird getrunken
   c) erstes heimliches Trinken
   d) erste Gedächtnislücken
3. Stufe – kritische Phase
   a) Kontrollverlust
   b) Rückzug
   c) erste Schäden treten auf

4. Stufe – chronische Phase
   a) regelmäßiges Trinken
   b) Verträglichkeit des Alkohols nimmt ab
   c) physischer und psychischer Abbau nimmt zu

Es werden fünf Alkoholikertypen beschrieben:

Tab. 1: Alkoholismus, Arten (vgl. Stöcker 2021b)

Art des Alkoholismus	Versuch einer Typisierung	Abhängigkeit	Suchtkennzeichnung	Häufigkeit
Alpha	Konflikttrinker	Nur psychisch	Kein Kontrollverlust Fähigkeit zur Abstinenz	Ca. 5 %
Beta	Gelegenheitstrinker	Keine		Ca. 5 %
Gamma	Süchtiger Trinker	Zuerst psychisch, später physisch	Kontrollverlust, jedoch zeitweilige Fähigkeit zur Abstinenz, Toleranzerhöhung	Ca. 65 %
Delta	Gewohnheitstrinker (»Spiegeltrinker«)	Physisch	Unfähigkeit zur Abstinenz, rauscharmer, kontinuierlicher Alkoholkonsum	Ca. 20 %
Epsilon	Episodischer Trinker	Psychisch	Mehrtägige Exzesse mit Kontrollverlust	Ca. 5 %

4.1.5 Symptome

Akuter Rausch

Beim Konsum von Alkohol kommt es zur akuten Vergiftung. Je nach konsumierter Menge nimmt die Rauschintensität zu.

Tab. 2: Alkohol und seine Wirkungen (vgl. Möller HJ [2015]: Psychiatrie, Psychosomatik und Psychotherapie. Thieme, Stuttgart)

Promille	Wirkung
Erste Anzeichen ab 0,3	Gesteigertes Leistungsgefühl bei objektiv verringertem Leistungsvermögen, Euphorisierung, Verminderung der Selbstkritik, Reaktionsverlangsamung, Beeinträchtigung von Aufmerksamkeit und Reaktion.
Angetrunkenheit von 0,8 bis 1,2	Zusätzlich erste Alteration des Lagegefühls und der Muskelfeinbewegungen. Störungen des stereoskopischen Sehens und des Gleichgewichtssinnes, verlängerte Erholungszeit nach Blendung.
Leichter Rausch von 1,2 bis 1,6	Ausgeprägte Enthemmung mit Situationsverkennung von Gefahrensituationen. Aufmerksamkeit und Reaktionsvermögen sind erheblich reduziert, peripheres Sehen eingeschränkt. Unpräzise Schalllokalisation, Schädigung des Gleichgewichtssinnes.
Mittelschwerer Rausch von 1,6 bis 2	Sukzessive Zunahme der erwähnten Merkmale.
Schwerer Rausch über 2	Euphorie kann in depressive Verstimmung umschlagen, zunehmende Besinnungslosigkeit

Körperliche Symptome und körperliche Folgeerkrankungen

- Hirnatrophie
- Wernicke Syndrom
- Korsakow Syndrom
- Zentrale pontine Myelinolyse
- Teleangiektasen
- Glossitis
- Ösophagitis
- Ösophagusvarizen
- Kardiomyopathie
- Gynäkomastie
- Pankreatitis
- Hepatitis
- Steatohepatitis
- Leberzirrhose

- Ulkus
- Zieve-Syndrom
- Gastritis
- Palmarerythem
- Tremor

4.1.6 Alkoholentzugssyndrom - Delir

Meistens tritt das Delir als Entzugsdelir auf, auch als Delirium tremens bekannt.

> ***Wichtig***
>
> Der Zustand der akuten Verwirrung muss frühzeitig erkannt werden, ansonsten kann es immer noch tödlich sein. Ein betroffener Bewohner muss sofort in ein Krankenhaus!

Wenn ein Bewohner in Ihre Einrichtung einzieht, liegen nicht immer alle Informationen zur Verfügung vor oder werden ggf. zurückgehalten. Es gibt viele sog. »Familiengeheimnisse«, die nicht gerne weiter weggegeben werden. Beachten Sie daher die Symptome eines beginnenden Delirs. Die Entzugssymptome können nach 6–8 Stunden bis zu 48 Stunden auftreten und klingen nach 3–7 Tage wieder ab.
Beachten Sie die folgenden Symptome:

- Veränderungen des Kreislaufs und der Atmung
  - Tachykardien, Hypertonie oder beschleunigte Atmung
- Gastrointestinale Veränderungen
  - Durchfälle, Übelkeit mit Erbrechen
- Vegetative Veränderungen
  - Tremor (daher der Name Delirium tremens)
  - vermehrtes Schwitzen
- Getrieben sein, Schlafstörungen, gereizte Stimmung
- Suggestibilität
- Konzentrationsstörungen

Bei einem schwereren Verlauf können weiterhin auftreten:
- Epileptische Anfälle
- Elektrolytentgleisungen
- Hypertone Krisen

Leitsymptome sind:
- Bewusstseinstrübung
- Desorientiertheit
- Halluzination, vorwiegend optische (meist kleine Tiere, wie Mäuse oder Spinnen, Ameisen, daher kommt der umgangssprachliche Ausdruck »weiße Mäuse sehen«, oder das Nesteln um die Spinnen oder Ameisen zu verscheuchen) und/oder Akoasmen, akkustich wird ein Zischen und/ oder Knallgeräusche gehört

Info
Entzugssymptome können auch beim Entzug anderer Substanzen auftreten.

4.1.7 Wernicke-Enzephalopathie

Die Wernicke-Enzephalopathie ist eine Alkoholfolgeerkrankung. Sie tritt durch Vitamin B1 (Thiamin) Mangel auf. Es kann zu Mikroblutungen im Gehirn kommen infolgedessen hämorrhagische Nekrosen auftreten können.

Symptomatisch zeigen sich:
- Bewusstseinsstörungen, Orientierungsstörungen
- Bewegungsstörungen, Augenmuskellähmungen (Nystagmus),
- Sprachstörungen

4.1.8 Korsakow-Syndrom

Das Korsakow-Syndrom, auch als amnestisches Syndrom bekannt, entwickelt sich aus der Wernicke Enzephalopathie oder aus dem Alkoholdelir. Zu den Leitsymptomen gehören: Konfabulationen,

- Merkfähigkeits- und Konzentrationsstörungen,
- Orientierungsstörungen,
- Zeitgitterstörungen,
- Polyneuropathie und
- Störungen der Impulskontrolle.

4.1.9 Alkoholhalluzinose

Die Alkoholhalluzinose tritt eher selten auf und kann wenige Wochen bis Monate dauern. Sie ist unabhängig vom Alkoholentzug. Es kommt zu akustischen Halluzinationen, wie Zisch- und/oder Knallgeräusche (Akoasmen). Betroffene beschreiben sich depressiv, aber auch ängstlich und zur Panik neigend. Es besteht keine vitale Gefährdung.

4.1.10 Alkoholischer Eifersuchtswahn

Es werden drei Typen unterschieden:

1. Eifersuchtsideen, die jedoch nicht wahnhaft sind
2. Wahnbildung mit Eifersuchtsinhalten als Begleitsymptom
3. Chronischer Eifersuchtswahn

Die Betroffenen sind unkorrigierbar (Charakter des Wahns) davon überzeugt, dass die Partner ihn betrügen.

Oft versagen Partner, die sexuelle Annäherung, sie ist dann noch ein zusätzlicher Beweis der Untreue. Infolge fehlender Reflexion erkennen sie nicht ihre veränderte Attraktivität, z. B. durch Vernachlässigung der Körperpflege. Hinzu kommen oft Erektionsstörungen, die Schuld wird ebenfalls oft den Partner zugeschrieben.

4.2 Drogenabhängigkeit

Streng genommen zählen Alkohol, Nikotin, Koffein und flüchtige Lösungsmittel auch zu dieser Stoffgruppe. Jedoch sind diese Stoffe legal. Zu den stoffgebundenen Abhängigkeiten der illegalen Substanzen gehören die Folgenden.

Opioide (führen zu einer starken psychischen und körperlichen Abhängigkeit, mit rascher Toleranzentwicklung): Morphin, Heroin, Codein, Methadon sowie Analgetika wie Pethidin, Tramadol, Fentanyl, Buprenorphin.

Tab. 3: Opioide und ihre Wirkungen

Psychische Symptome	Körperliche Symptome	Entzugssymptome
Initial euphorisierend Wohlige Wärme Gefühl der Entrücktheit Bei dauerhaftem Abusus: Wesensveränderung	Bradykardie, Gewichtsverlust, Obstipation, Miktionsstörungen, Tremor Durch fehlende Hygiene: Abszesse an den Einstichstellen Krankheitsübertragungen Akut: Atemdepression, Bewusstseinsstörungen, Miosis	Unruhe, Rhinorrhö, Tränenfluss, Gähnen, Muskel- und Knochenschmerzen, Parästhesien, Temperatur- und Blutdruckanstieg, Diarrhö, Erbrechen, Appetitlosigkeit

Cannabinoide (Tetrahydrocannabinol/THC). Umgangssprachlich »Cannabis« benannt, werden Cannabionoide oft als »harmlos« beschrieben. Cannabis ist die am meisten verwendete illegale Droge. Zurzeit wird der Gesetzesentwurf der Bundesregierung zur Cannabis-Legalisierung intensiv diskutiert.

Tab. 4: Cannabionoide und ihre Wirkungen

Psychische Symptome	Körperliche Symptome	Entzugssymptome
Euphorisierend, entspannend, verändertes Zeiterleben, intensivere Wahrnehmungen Ideenflüchtigkeit, Konzentrationsstörungen	Rötung der Augen, Tachykardien, Blutdruckerhöhung, Bronchitis, Tremor, schweißige Hände, psychomotorisch verlangsamt, schläfrig, Heißhunger auf Süßes, Durstgefühl, gesteigerter Appetit	Gereizte Stimmung Schlafstörungen Hyperalgesie

Kokain/Crack (Im Vordergrund steht eine starke psychische Abhängigkeit. Kokain wird oft als die Droge der Manager bezeichnet: Crack, Speedball (mit Opiaten gemischt)).

Tab. 5: Kokain/Crack und die Wirkungen

Psychische Symptome	Körperliche Symptome	Entzugssymptome
Gesteigerte Leistungsfähigkeit Reduziertes Schlaf-, Hunger- und Durstempfinden Gesteigerte Libido, Enthemmung Logorrhö	Ataxien, Tachykardien, Hypertonie, Mydirasis, Halluzinationen	Erschöpfung, Müdigkeit, depressive Verstimmung, Reizbarkeit, Unruhe

Amphetamine und Designerdrogen (Meist in sog. »Hexenküchen« hergestellte synthetische Substanzen, mit starken Abhängigkeitspotenzialen: Crystal Meth, Ecstasy, Meskalin, MDMA).

Tab. 6: Amphetamine, Designerdrogen und ihre Wirkungen

Psychische Symptome	Körperliche Symptome	Entzugssymptome
Unruhe, Nervosität, Enthemmung, Kritiklosigkeit, Euphorie, Ideenflucht, Halluzinationen	Verringerter Appetit, Hypertonie, Tachykardie, Gefühl des Herz-/Kreislaufversagens, Krampfanfälle	Depression, Panikstörungen, Derealisation, Essstörungen, Psychosen

Halluzinogene (haben ihren Namen von ihrer im Vordergrund stehenden Wirkung, sie lösen Wahrnehmungsstörungen aus. Die Substanzen können pflanzlich (Pilze) oder synthetisch sein): Lysergsäurediäthylamid (LSD), Meskalin, Phencyclidin (PCP)

Info
Als Flashback wird ein Wiederauftreten der Symptome (Erlebnisse) bezeichnet, ohne dass die Droge konsumiert wurde.

4.3 Affektive Störungen

»Himmel hoch jauchzend, zu Tode betrübt«. Dieses Zitat von Goethe bringt die bipolare Störung auf den Punkt. Depressive und manische Störungen werden als affektive Störungen bezeichnet. Zugrunde liegt eine krankhafte Veränderung der Stimmung, entweder als gedrückte Stimmung bei der Depression oder als gehobene Stimmung bei der Manie. Die Störung ist eine Erkrankung, die in Phasen auftritt. Die Phasen können mehrmals im Leben auftreten, der Wechsel kann sehr unterschiedlich sein. Es ist nicht so, dass eine depressive Phase von einer manischen Phase abgelöst wird. Zwischen den Phasen ist alles (fast) normal. Es können Wochen bis Monate, Jahre vergehen, bis die nächste Phase auftritt. Treten die Phasen schnell hintereinander auf, spricht man vom Rapid Cycling.

Tritt nur eine Phase auf, z. B. die depressive, wird von unipolarem oder monopolaren Verlauf der Erkrankung gesprochen. Treten auch manische Phasen auf, spricht man von einer bipolaren Störung.

Beide Phasen, depressiv und manisch, können auch einen leichteren Verlauf nehmen. Menschen mit einer leichten manischen Phase gehen in der Regel nicht zum Arzt. Sie fühlen sich gut. Im »Vollbild« der Manie gehen sie meistens auch nicht zum Arzt, werden jedoch für das Umfeld oft zu »anstrengend« und müssen meistens gegen ihren Willen in eine Klinik.

Info

Treten schizophrene Symptome und Symptome der Depression bzw. Manie gleichzeitig auf, spricht man von einer schizoaffektiven Störung.

4.3.1 Definition

Bei einer degressiven Phase ist die Stimmung und der Antrieb reduziert, die Ausnahme ist die agitierte (unruhige) Form der Depression. In der depressiven Phase steht eine gedrückte Stimmung im Vordergrund. Depression (lat. deprimere = herunter-, niederdrücken).

Wichtig

Es besteht eine hohe Suizidgefahr!

4.3.2 Häufigkeit und Verlauf

Das Verhältnis Frauen : Männer beträgt 2 : 1. So beträgt die Lebenszeitprävalenz bei Frauen 19,8 % und bei Männern bei 8,8 %. Oft versuchen erkrankte Menschen, sich selbst zu helfen oder nehmen ihre Symptome nicht wahr bzw. ignorieren sie. Die Depression verläuft in Phasen, wobei eine Phase schleichend oder plötzlich auftreten und einen chronischen Verlauf nehmen kann.

Depressive Erkrankungen treten häufig mit anderen Erkrankungen auf, wie etwa Angst- (▶ Kap. 4.4) und Zwangsstörungen (▶ Kap. 4.10), Demenzen (▶ Kap. 4.5), Abhängigkeitserkrankungen (▶ Kap. 4.1), Persönlichkeitsstörungen, Essstörungen, aber auch bei somatischen Erkrankungen.

4.3.3 Ätiologie – Pathogenese

Die ICD-10 teilt die Depressionen in leicht, mittel und schwer. Wie bei den meisten psychischen Störungen, wird auch bei der Depression von einem multifaktoriellen Geschehen ausgegangen:

- Genetische Faktoren
- Neurobiologische Aspekte, z. B.
  - Serotonin ist erniedrigt
  - Reduzierte Reiz-Reaktionsmuster
  - Erhöhte Cortisolspiegel
- Hirnveränderungen, z. B. Ventrikelerweiterungen
- Chronobiologie
  - Saisonale Rhythmik, im Herbst/Winter
- Körperliche Erkrankungen, z. B.
  - Apoplex, Koronare Herzerkrankungen
  - Diabetes mellitus, Schilddrüsenerkrankungen
  - Parkinson-Krankheit
- Psychologische Faktoren, z. B.
  - Kritische Lebensereignisse
  - Traumata
  - Stress
  - Erlernte Hilflosigkeit

- Persönlichkeitsfaktoren
  - »Typus melancholicus«
- Psychosozial-gesellschaftliche Aspekte
- Psychodynamisch-psychoanalytisches Modell
  - Störungen zu Bezugspersonen
  - Verluste
- Kognitives Modell
  - Negativspirale des Denkens und der Wahrnehmung über die eigene Person
- Lerntheoretisches Modell
  - Fehlen von positiven Rückmeldungen

Info

Die ICD-11 stellt die Ausprägungen der Symptome stärker in den Vordergrund. Als Hauptkriterien werden eine depressive Stimmung, der Verlust von Freude und Interesse beschrieben. Weitere Nebenkriterien sind Gefühl von Wertlosigkeit, Schlafstörungen, Konzentrationsstörungen, Hoffnungslosigkeit, Appetitstörungen, reduzierter Antrieb, reduzierte Energie, wahlweise eine Gehemmtheit oder psychomotorische Unruhe.

Es werden verschiedene Formen beschrieben, die entsprechende Leitsymptome zeigen:

- Involution- bzw. Spätdepression
  - meist erst nach dem 45. Lebensjahr
- Altersdepression
  - oft erst nach dem 60. Lebensjahr, bzw. nach Renteneintritt oder Einzug in eine Einrichtung
- Erschöpfungsdepression
  - oft nach langjährlichen Belastungen
- Anankastische Depression
  - im Vordergrund stehen Zwangssymptome

- Gehemmte Depression
  - im Vordergrund steht eine Antriebs- und Denkhemmung
- Agitierte Depression
  - im Vordergrund steht eine innere Unruhe

Wichtig

Verwechseln Sie diese Unruhe bitte nicht mit Biografie-begründetem Bewegungsdrang im Rahmen einer Demenz und auch nicht mit einer Unruhe, die durch Neuroleptika ausgelöst werden kann.

- Larvierte Depression (somatische Form)
  - im Vordergrund stehen körperliche Symptome wie Schmerzen oder Organbeschwerden
- Anankastische Depression
  - im Vordergrund stehen Grübelzwang oder Zwangshandlungen

4.3.4 Symptome

Zu den führenden Symptomen einer Depression gehören eine gedrückte, depressive Stimmung, ein verlangsamtes Denken, ein reduzierter Antrieb und/oder körperliche Symptome. Erkrankte Menschen beschreiben ein Interessenverlust und Freudlosigkeit (Anhedonie). Als sehr belastend wird das Gefühl der Gefühlslosigkeit empfunden.

Weiterhin zeigen sich formale Denkstörungen, sie äußern sich in einer Einsilbigkeit. Die erkrankten Menschen wirken wortkarg. Sie berichten einen Hang zum Grübeln, immer wieder Kreisen sich die Gedanken um ein bestimmtes Thema.

Wichtig

Vorhandene Konzentrations- und Merkfähigkeitsstörungen können im Alter schnell zu einem Verdacht in Richtung einer dementieller Erkrankung führen.

Der reduzierte Antrieb kann sich im Extremfall als depressiven Stupor zeigen. In diesem Zustand verharrt der erkrankte Mensch bewegungslos. Er kann auf Aufforderungen nur bedingt reagieren. Menschen mit einer depressiven Erkrankung sehen für sich häufig keine Zukunft mehr, sie fühlen sich hoffnungslos und möchten nicht mehr Leben. Bitte klären Sie immer eine Suizidalität ab. Ihr Bewohner muss dann, im extremen Fall auch gegen seinen Willen, in eine psychiatrische Klinik.

Als inhaltliche Denkstörungen können sich Wahnideen zeigen, meist treten sie als Verarmungswahn, Versündigungswahn, Schuldwahn, Nihilistischer Wahn oder weiteres auf. Nicht immer ist der Antrieb reduziert, bei der agitierten-ängstlichen Depressionen steht eine ängstliche Unruhe im Vordergrund.

Körperliche Symptome, wie z. B. Schmerzen werden bei der larvierten Depression beschrieben. Es besteht eine Gefahr, dass die »depressiven« Symptome übersehen werden. Mögliche körperliche Symptome sind (von Kopf bis Fuß):

- Kopfschmerzen
- Schwindel
- Atembeschwerden
- Herzbeschwerden
- Magen-Darm-Beschwerden
- Rückenschmerzen
- Unterleibbeschwerden (Genital/Blase)

4.3.5 Manische Phasen

Wie Sie gelesen haben, handelt es sich bei den biopolaren Störungen um ein Krankheitsbild, welches sich in Stimmungswechsel zeigt. Depressive Phasen und manische Phasen. Zeigt sich die Störung nur in einem Bereich, spricht man von Monopolaren Verlauf. Jetzt lernen Sie die manische Phase kennen. Die manische Phase zeichnet sich durch eine inadäquate gehobene Stimmung aus.

Häufigkeit und Verlauf: Rein manische Phasen sind bedeutend weniger zu finden als manische Phasen einer bipolaren Störung.

4.3.6 Ätiologie – Pathogenese

Die Manie ist ebenfalls multifaktoriell bedingt. Ebenfalls wie bei der Depression beschrieben, spielt die genetische Disposition, sowie neurobiologische und psychosoziale Faktoren die gleiche Rolle.

4.3.7 Symptome

Im Vordergrund der Manie steht eine inadäquate gehobene Stimmung (Euphorie). Der Antrieb ist gesteigert und die Sprache schnell: Logorrhö. Betroffene lassen sich schnell ablenken und springen gedanklich von »Höckchen auf Stöckchen«. Wenn Sie in den 1960-er Jahren geboren wurden, kennen Sie noch Dieter Thomas Heck und Gisela Schlüter. Die beiden konnten schnell reden, aber im Vergleich zur Logorrhö noch langsam.

Betroffene Menschen sind sehr schnell Ablenkbarkeit und lassen sich schnell irritieren. Sie kommen auf viele Ideen, können jedoch nichts umsetzen, bzw. sind die Ideen bizarr und teilweise von Größenwahn (Wahnideen) geprägt. Als typische inhaltliche Denkstörungen (Wahn) zeigt sich der Größenwahn.

Das Denken ist beschleunigt (Ideenflucht). Am Vormittag wird noch eine Fischzucht für seltene Fische eröffnet und am Nachmittag eine Galerie. Der Antrieb ist gesteigert, es zeigt sich ein erhöhter Bewegungs- und Tatendrang.

Das Schlafbedürfnis ist reduziert. Betroffene Menschen sind enthemmt, sie verlieren ein Gefühl für Nähe und Distanz. Das kann sich auch in einer gesteigerten Ausübung der Sexualität zeigen.

Ebenso besteht eine Gefahr des finanziellen Ruins, sie kaufen Autos, Häuser, Gemälde oder anderes.

Eine Betreuung ist dringend anzuraten.

Erkrankte brauchen wenig Schlaf, nach 2–3 Stunden Ruhe ist der Mensch ausgeschlafen und zu neuen Taten bereit.

Bei sexuell aktiven Menschen ist eine Hypersexualität zu beobachten. Sie verhalten sich aufreizend und verbal anzüglich. Da meistens, vor allem in der akuten Phase keine Krankheitseinsicht besteht, reagieren betroffene Menschen oft gereizt und feindselig. Sie fühlen sich unverstanden.

Meistens besteht keine Krankheitseinsicht.

4.4 Angststörungen

Haben schon einmal Angst erlebt? Ich hoffe, denn sonst könnten Sie Risiken und Gefahren nicht adäquat einschätzen. Angst ist erst einmal etwas sehr nützliches »Lebenserhaltendes« und manchmal ein Motivator oder manchmal ein Folterknecht.

Was passiert auf der körperlichen Ebene? Es werden Hormone freigesetzt: Katecholamine (Adrenalin/Noradrenalin) und Glukokortikoide. Die Pupillen werden größer, das Herz schlägt schneller, der Speichelfluss nimmt ab, der Blutdruck geht hoch, die Hände zittern, der Muskeltonus nimmt zu. Was fühlen Sie, wenn Sie frisch verliebt sind? Ähnliches! Oft macht die Bewertung einer Situation die erlebten Gefühle angenehm oder unangenehm. Beispielhaft haben Menschen mit einer Spinnenphobie eine ganz andere innere Vorstellung von einer (kleinen) Spinne, als andere Menschen.

Viele Betroffene berichten von der Angst vor der Angst.

4.4.1 Definition

Unterschieden wird eine Realangst, sie ist an Situationen gebunden und eine Existenzangst, die scheinbar unmotiviert ist. Angst steht bei jedem Menschen im Zusammenhang mit Sicherheitsverlust.

Unter einer Angststörung werden mehrere Formen zusammengefasst, die durch unterschiedliche Erscheinungsweisen geprägt sind. Von einer Angststörung spricht man, wenn die Angst ein solches Ausmaß erreicht, dass sie der Situation nicht angepasst ist und ein ausgeprägtes Vermeidungsverhalten zu beobachten ist.

4.4.2 Häufigkeit und Verlauf

Angststörungen gehören zu den häufigsten Störungen, die Dunkelziffer ist enorm. Je nach Form der Angststörungen variieren die Zahlen. Im Allgemeinen wird zurzeit davon ausgegangen, dass 15 % aller Menschen in ihrem Leben mindestens einmal an einer Angststörung erkrankt sind.

Info

Die ICD-11 hat die Einteilung der Angststörung weitgehend beibehalten.

4.4.3 Ätiologie – Pathogenese

Vielleicht kennen Sie noch den alten Begriff Angstneurose. Dieser Begriff bezieht sich auf psychoanalytisches Konzept von Sigmund Freud zurück. Aus dieser Sicht gehen neurotische Entwicklungen auf ungelösten Konflikten zurück. Mit dem Wissen der heutigen Zeit, lässt sich eine einseitige Sichtweise nicht mehr halten. Wie bereits beschrieben steht bei psychischen Krankheitsbildern das multifaktorielle Entstehungsmodell im Vordergrund. Dazu gehört eine Dysfunktionalität von Neurotransmittern. Aus Sicht der Lerntheorien gehören das Lernen am Modell, das operante Lernen und die klassische Konditionierung zum Entstehungsmodell dazu. Betrachten Sie die psychoanalytische Theorie geht es um nicht gelöste Konflikte in der Kindheit.

Zu den Angststörungen zählen verschiedene Formen gehören:

- Agoraphobie mit und ohne Panikstörung
  - Agora (griechisch = Marktplatz)
  - Platzangst, nicht die engen Räume (Klaustrophobie), sondern Weite, freie große Plätze, fremde Umgebungen führen zur Angst
  - Angst, dass etwas schlimmes, wie einen Apoplex oder einen Herzinfarkt zubekommen und das keine Hilfe zur Verfügung steht
  - sehr belastend ist die Angst vor der Angst
- Soziale Phobien
  - der Betroffene hat Angst davor im Mittelpunkt der Aufmerksamkeit zu stehen
  - Soziale Phobien sind oft mit einem niedrigen Selbstwertgefühl verbunden
- Spezifische Phobien
  - Die Angst bezieht sich spezifisch auf ein Objekt oder eine Situation, dazu gehören beispielhaft:
    - die Höhenangst (Akrophobie)
    - Angst vor dem Aufenthalt in geschlossenen Räumen (Klaustrophobie)
    - Angst vor Spinnen (Arachnophobie)

- Panikstörungen
  - anfallsartige, intensive Angstzustände, die sich innerhalb von wenigen Minuten zum Höhepunkt steigern
  - meist nur kurz bis zu ca. 30 Minuten
  - Angst zu sterben, Angst verrückt zu werden
- Generalisierte Angststörung
  - die Angst bezieht sich nicht auf etwas spezielles, sondern ist allumfassend

4.4.4 Symptome

Eine Angststörung ist eine Erkrankung, die sich in psychischen und körperlichen Symptomen zeigt. Je nach Angstform, zeigen sich die Symptome in unterschiedlichen Intensitäten.

Zu den allgemeinen Symptomen gehören (Stöcker, 2021):
- Tachykardie
- Unruhe, Zittern
- Beschleunigtes Atmen
- Schwitzen
- Schwindelgefühl
- erweiterte Pupillen
- Übelkeit, Erbrechen
- Erstarren
- Depersonalisation
- Derealisation
- Angst verrückt zu werden oder zu sterben
- Mundtrockenheit
- Zusätzlich können auftreten:
  - Kopfschmerzen,
  - Schlafstörungen
  - Konzentrationsstörungen
  - abdominelle Beschwerden

Symptome der einzelnen Formen:

- Agoraphobie mit und ohne Panikstörung
  - die Agoraphobie, auch Platzangst genannt, wird häufig mit der Klaustrophobie verwechselt. Bei dieser Form der Angststörung handelt es sich jedoch nicht um Enge, sondern um Weite
  - im Vordergrund steht eine starke Angst vor Menschenmengen, öffentlichen Plätzen und Reisen
  - es handelt sich um Umgebungen und Situationen, aus denen kein »Entkommen« oder keine Hilfe zu erwarten ist.
  - Für Erkrankte extrem belastend ist die Angst vor der Angst
  - sie kann mit und ohne Panikattacken auftreten
- Soziale Phobien
  - bei dieser Form steht die Angst vor sozialen Situationen im Vordergrund, d. h. Menschen haben in Situationen Angst mit mehreren Menschen oder wenn sie das Gefühl haben im Mittelpunkt zu stehen.
  - sie fürchten in der Aufmerksamkeit zu stehen, kritisiert zu werden oder sich bloßzustellen
  - Typische Symptome: Erröten, vermeiden von Blickkontakt, Händezittern, Mundtrockenheit, Übelkeit, Drang zum Wasserlassen, Magenprobleme
- Spezifische Phobien
  - Betroffene haben Angst vor umschriebenen Situationen oder Objekten
    - Akrophobie – Höhenangst
    - Arachnophobie – Spinnenangst
    - Aviophobie – Flugangst
    - Angst vor Blut
    - Angst vor Krebserkrankungen - Karzinophobie
    - Dentalphobie – Angst vor Zahnbehandlungen
    - Klaustrophobie – Angst vor kleinen Räumen
    - Zoophobie – Angst vor Tieren
  - kommt der erkrankte Mensch mit den Angstobjekten in Kontakt zeigen sich alle Angstsymptome, die sich bis zu einer Panikattacke steigern können

- Panikattacke, Panikstörung
  - die Symptome treten temporär auf und zeigen sich als überwältigte, nicht zu steuernde Angst
  - Typische Symptome: Herzklopfen, Brustschmerzen, Erstickungsgefühl, Schwindel, Schweißausbrüche, Beklemmungsgefühl, Mundtrockenheit, Atembeschwerden
  - Betroffene beschreiben in der Situation das Erleben und die Umgebung als fremd
  - Die Situation wird als lebensbedrohlich erlebt, einem Herzinfarkt ähnlich so wird oft der Notarzt verständigt
  - Treten diese Panikattacken wiederholt auf, spricht man von einer Panikstörung
- Generalisierte Angststörung
  - Betroffene machen sich um alles Gedanken und Sorgen
  - benötigt wird eine ständige Rückversicherung, dass alles in Ordnung ist
  - Befürchtungen: Sorge über zukünftiges Unglück, Nervosität, Konzentrationsstörungen, Grübelneigung
  - Motorische Spannung: Körperliche Unruhe, Spannungskopfschmerzen, Zittern, Unfähigkeit zu entspannen
  - Vegetative Übererregbarkeit: Benommenheit, Schwindel, Schwitzen, Tachykardie, Abdominalbeschwerden, Mundtrockenheit
  - Entfremdungsideen: Derealisation, Depersonalisation

4.5 Demenz

Menschen mit einer demenziellen Erkrankung verlieren alles, ihr gesamtes »Person-sein«. Sie verlieren so viele Fähigkeiten, dass Ihnen eine selbstständige Lebensführung nicht mehr möglich ist. Die Vergangenheit wird zur Gegenwart für die mögliche Zukunft.

Das Wort Demenz stammt aus den lateinischen und beutet »De« = weg und »Mens« = Geist und soll den Verlust der kognitiven Fähigkeit zum Ausdruck bringen.

Erlauben Sie mir an dieser Stelle die Metapher eines Wollknäuels. Wenn ein Wollknäuel aufgerollt wird, haben wir zu Beginn nur etwas »geknüllte« Wolle und müssen erst die Möglichkeit dafür schaffen, dass etwas Rundes entsteht. Erst beim sorgsamen Aufwickeln wird das Wollknäuel größer und schön rund. Wenn ein Mensch geboren wird und wir das Leben mal als »Wollknäuel« betrachten, so wird dieses Wollknäuel von Tag zu Tag größer. An jedem Tag lernt der Mensch, macht Erfahrungen usw. Mal ist der Faden des Lebens bunt, mal dick, mal dünn, mal schwarz, mal weiß und vielleicht auch mal sehr dünn, manchmal haben Menschen Angst, der Faden könnte reißen. So wächst das »Wollknäuel« des Lebens und wird größer und größer, je älter ein Mensch ist. Dann kommt das Krankheitsbild der Demenz, fasst an den hinteren Faden und rollt das Wollknäuel wieder ab, je nach demenzieller Form schneller oder langsamer – das »Wollknäuel« wird kleiner und kleiner. So kann der Betroffene zwar nicht mehr wissen, was oben lag, jedoch das in der Tiefe Liegende wirkt und zeigt sich in der jetzigen Zeit. Aus der Vergangenheit wird für den Betroffenen die Gegenwart, mit all ihren Geschichten, Erfahrungen und Gefühlen gedeutet, eine mögliche Zukunft ist nicht mehr fühl- oder erlebbar.

Das bedeutet, die kognitiven Fähigkeiten verändern sich. Das Erfassen von Komplexität, die Herstellung von Verknüpfungen und die Steuerung der Emotionen sind nicht mehr so möglich, wie es gewohnt war. Was bleibt, sind Gefühle die sich zeigen: in der Mimik, im Ausdruck der Stimme sowie in der Körpersprache, oft direkt und unmittelbar.

4.5.1 Definition

Demenz ist ein Oberbegriff für höchst unterschiedliche Formen. *»Bei der Demenz handelt es sich nicht um eine einzelne ursächliche Erkrankung, sondern um ein klinisches Syndrom (Symptomkomplex), das bei zahlreichen Erkrankungen, die das Gehirn primär oder sekundär schädigen, auftreten kann.«*[28]

[28] Hametner I (2018): 100 Fragen zum Umgang mit Menschen mit Demenz. Schlütersche, Hannover, S. 15

Definition **Demenz**

*»Demenz ist eine erworbene globale (umfassende) Beeinträchtigung der höheren Hirnfunktion, einschließlich Gedächtnis, der Fähigkeit Alltagsprobleme zu lösen, sensomotorischer und sozialer Fertigkeiten der Sprache und Kommunikation, sowie der Kontrolle emotionaler Reaktionen, ohne Bewusstseinsstörungen. Meist ist der Verlauf progredient (fortschreitend) und nicht notwendigerweise irreversibel«.**

* Definition der WHO

Das Kapitel »Organische, einschließlich symptomatischer psychischer Störungen« heißt in der ICD-11 »Neurokognitive Störungen«. Dazu zählen zukünftig die beiden Bereiche »Demenz bei Gebrauch psychoaktiver Substanzen einschließlich Medikamenten« und »Verhaltensstörungen oder psychologische Symptome bei Demenzen«.

4.5.2 Häufigkeit und Verlauf

Je älter ein Mensch ist, umso größer ist die Gefahr, an einer Demenz zu erkranken. Zurzeit leben in Deutschland ca. 1,7 Millionen Menschen mit Demenz, v. a. mit einer Alzheimerdemenz. Insgesamt sind rund 9 % der Über-65-Jährigen in Deutschland betroffen.

4.6 Ätiologie und Pathogenese

Je nach Form werden verschiedene Ursachen diskutiert. *»Zu den primären Schädigungen des Gehirns gehören die neurodegenerativen und vaskulären Ursachen, die Nervenzellen zerstören und damit zum Funktionsverlust in unterschiedlichen Hirnregionen führen. Wir kennen die Bezeichnungen Alzheimer-Demenz, vaskuläre Demenz, gemischte Demenz und Lewy-Körperchen-Demenz.«*[29]

[29] Ebd.

Bedenken Sie das multifaktorielle Geschehen. Die Alzheimer-Demenz ist bei 65 % der Betroffenen vertreten, die vaskuläre Form bei ca. 25 % und weitere Betroffene haben Mischformen.

Tab. 7: Formen einer Demenz

Alzheimer Form	Vaskuläre Demenz
Alter	Kardiovaskuläre Erkrankungen
Genetische Disposition	Diabetes mellitus
Körperverletzung in der Vorgeschichte	Hyperlipidämie
Entzündungen	Adipositas
Hohe Alkoholkonsum	Bewegungsmangel
Intoxikationen	Rauchen
Vitaminmangel	
Neurotransmitterdefizite (Acetylcholin)	
Schädel-Hirn-Traumen	

4.6.1 Formen der Demenz

Demenz ist ein Oberbegriff für die unterschiedlichen Formen wie Alzheimer, vaskuläre Demenz, Lewy-Körper-Demenz oder frontotemporale Demenz. »*Zu den degenerativen Demenzformen gehören die Alzheimer-Demenz, die Lewy-Body-Demenz, die frontotemporale Demenz, die vaskulären Demenzen, das Demenzsyndrom bei Normaldruckhydrozephalus und die alkoholassoziierten Demenzen. Die degenerativen Demenzen machen über 90 % der Demenzen aus …*«[30]

[30] Ebd., S. 21

4.6.2 Die Alzheimer-Demenz

Die Erkrankung ist nach ihren Erstbeschreiber Alois Alzheimer (1864–1915) benannt. Diese Form der Demenz ist eine degenerative Erkrankung des Gehirns. Es kommt zur **Hirnatrophie** (bis zu 500 g gehen verloren), **amyloide Plaques** (Eiweißablagerungen) und **pathologischen Veränderungen der Fibrillen**. Alois Alzheimer veröffentlichte 1906 seine Beobachtungen einer Patientin in seinem Bericht »Über eine eigenartige Erkrankung der Hirnrinde«. Diese Form der Demenz beginnt langsam und nimmt einen schleichenden progedienten Verlauf.

4.6.3 Die vaskuläre Demenz

Bei dieser Form stehen gefäßbedingte Hirnläsionen im Vordergrund. Der Verlauf kann, im Gegensatz zum progredienten Verlauf bei der Alzheimer Form, schubweise erfolgen.

4.6.4 Die Lewy-Körper-Demenz

Bei der Lewy-Körper-Demenz weisen Erkrankte »Fluktuationen (Schwankungen) in der kognitiven Leistungsfähigkeit und immer wieder auftretende Bewusstseinsstörungen«[31] auf. »Etwa zwei Drittel der Personen, die eine Lewy-Body-Demenz entwickeln, berichten über visuelle Halluzinationen meist szenischen Charakters, d. h. sie sehen Dinge oder sogar Szenen, die es offensichtlich nicht gibt.«[32] (Trugwahrnehmungen) Ein Teil der Betroffenen weist zunächst Symptome wie bei einer Parkinson-Erkrankung auf: Zittern, Bewegungsarmut, Muskelsteifheit etc.

[31] Ebd., S. 18
[32] Ebd.

4.6.5 Die frontotemporale Demenz

Die frontotemporale Form wird auch als Pick-Krankheit bezeichnet. Durch die Atrophie vorwiegend im Frontal-/Temporallappen kommt es zu frühzeitigen Veränderungen der Persönlichkeit. Das Gedächtnis und das räumliche Denken sind weniger betroffen. Die Erkrankten haben Schwierigkeiten, Gehörtes zu verstehen, können teilnahmslos wirken, aber auch herausfordernd und maßlos beim Essen und Trinken.

4.6.6 Symptome

Je nach Form und Stadium der demenziellen Erkrankung sind die Symptome in Intensität und Auftreten verschieden. Im Vordergrund stehen Orientierungsstörungen in der Zeit, zum Ort, zur Situation und später zur Person. Die zeitliche Abfolge des Auftretens ist in der Regel auch so zu finden. Als Merkregel kennen Sie bestimmt die Abkürzung **ZOSP**: **z**eitlich desorientiert, **ö**rtlich desorientiert, **s**ituativ desorientiert, zur **P**erson desorientiert.

Es kommt zu kognitiven Beeinträchtigungen:

- Gedächtnisstörungen
- Agnosie
- Aphasie
- Apraxie
- Gereiztheit
- Echolalie
- Echopraxie
- Akalkulie
- Alexie

Ebenfalls kommt es zu Veränderungen der Stimmung, in Richtung depressive Verstimmungen sowie des Antriebs.

Ist eine depressive Verstimmung Teil der demenziellen Erkrankung oder Folge der Diagnose?

»Gerade zu Beginn der Demenzerkrankung, wenn die kognitiven Defizite der betroffenen Person auffallen und die »Fehler«, die gemacht werden, nicht mehr »überspielt« werden können, kommt der erkrankte Mensch häufig in eine Lebenskrise, die mit einer depressiven Grundstimmung verbunden ist. Es kann sich aber auch zusätzlich das Krankheitsbild einer Depression entwickeln.«

Für eine zusätzliche Depression bei einer Demenz sprechen folgende Symptome:

- *Interessenverlust,*
- *Schlaflosigkeit,*
- *Schuldgefühle,*
- *Suizidalität,*
- *psychomotorische Hemmung oder auch*
- *Agitation – erkrankten Menschen fällt es schwer, sich zu bewegen, oder sie sind extrem unruhig.*«*

* Hametner I (2020): Demenz, Delir, Depression. Schlütersche, Hannover, S. 41

Gemäß Möller werden Demenzsyndrome in leichte, mittlere und schwere Stadien (▸ Tab. 8) eingeteilt.

Tab. 8: Stadienverlauf einer Demenz

Symptome	Stadium I (leicht)	Stadium II (mittel)	Stadium III (schwer)
Gedächtnis	Einschränkungen im Kurzzeitgedächtnis und bei der Informationsaufnahme	Deutliche Einschränkungen im Kurzzeit- und Langzeitgedächtnis	Schwere Gedächtnisstörungen
Orientierung	Orientierungsstörungen in fremder Umgebung	Desorientierung auch in vertrauter Umgebung, Nichterkennen von Personen	Schwerste Orientierungsstörungen
Sprache	Wortfindungsstörungen, reduzierter aktiver Wortschatz	Wortfindungsstörungen, Wortverwechslungen, Sprachverständnis und Sprachausdruck gestört	Echolalie, Palilalie, Mutismus
Andere kognitive Funktionen	Verminderung des Urteilsvermögens	Akakulie, schwere Störung des Urteilsvermögens	Schwerste Störungen aller kognitiven Funktionen
Nicht-kognitive Symptome	Gleichgültigkeit, Depressivität	Anspannung, inhaltliche Denkstörungen	Totaler Verlust der Fähigkeit zur persönlichen Pflege
Motorik	Normal	Unruhe, Umherwandern	Verminderte Mobilität, Stürze, Gliederstarre, Schluckstörungen, Krampfanfälle, Bettlägerigkeit

Wichtig

Es kommt nicht zu Bewusstseinsstörungen!

4.6.7 Pflege und Betreuung

In dem Song »Fragezeichen« von Purple Schulz kommt der Satz vor »*... und draußen spielt die Welt verrückt und mich hält man für dumm.*« Das drückt sehr gut aus, dass erkrankte Menschen ihre eigene Welt erleben, die von anderen einfach missverstanden wird. Die Welt des Betroffenen zu verstehen, bedeutet, mit seinen Sinnen die Welt zu verstehen. Es gibt dafür eine Reihe von verlässlichen Verfahren, die Sie anwenden können: Validation nach Naomi Feil, integrative Validation nach Nicole Richard, Mäeutik nach Cora van der Kooij oder das Verstehen durch die Mimikresonanz® für Menschen mit Demenz.[33] 4

Im Vordergrund der Begegnung steht immer eine wertschätzende, verstehende Begegnung und Haltung.

Können Sie sich daran erinnern, was vor ihrem dritten Lebensjahr stattgefunden hat? Die wenigsten Menschen können das, aber überlegen Sie kurz, was Sie alles in dieser Zeit gelernt haben: Laufen, Sprechen, Toilettenbenutzung, mit Löffel essen usw. Das alles können Sie noch, obwohl Sie sich nicht daran erinnern, es je gelernt zu haben. Das bedeutet also: Auch wenn ich mich an etwas nicht mehr erinnere, heißt das noch lange nicht, dass es nicht mehr da ist!

Wir erwerben von der Geburt an Fähigkeiten, am Ende des Lebens verlieren Menschen mit Demenz diese Fähigkeiten. Die sozialen Kompetenzen etwa, die vorwiegend im Frontallappen verankert sind, gehen bei einer demenziellen Erkrankung durch Abbauprozesse verloren. So kann es sein, dass der erkrankte Mensch etwas sagt, was mit einer sozialen Kompetenz nicht passieren würde.

[33] Vgl. Stöcker M (2021b): Praxislehrbuch Heilpraktiker für Psychotherapie. Haug bei Thieme, Stuttgart.

Stellen Sie sich vor, Sie sitzen mit Ihrer Freundin in einer Eisdiele und sehen am anderen Ende einen Gast, der ziemlich hemmungslos sein Eis schleckt. Sie würden dies Ihrer Freundin zuflüstern und ihr einen Hinweis geben, wann sie unauffällig gucken kann. Ein Mensch mit einer demenziellen Erkrankung würde ggf. laut durch den ganzen Raum rufen: »He, du frisst wie ein Schwein!« Das ist nicht böse gemeint, sondern gedacht – gesagt!

Im limbischen System des Gehirns gibt es Hunderte von Verknüpfungen. Wenn Sie durch die Stadt gehen, nehmen Sie Gerüche wahr, die in Ihnen emotional bewertet werden (positiv oder negativ). Bei einem bestimmten Geruch haben Sie sofort die Erinnerung an einen bestimmten Menschen. Ihr Großhirn kann Ihnen diese Information zur Verfügung stellen. Das geht nicht mehr, wenn die Nervenzellen fortwährend abgebaut werden. Doch die Verknüpfungen gehen nicht verloren.

Beispiel **Tätowierungen lösen Abwehr aus**

Eine 85-jährige demenziell erkrankte Frau soll morgens gepflegt werden. Vor ihr steht ein junger Mann in weißer Hose und blauem Poloshirt, die Unterarme sind tätowiert. Die Dame reagiert mit Abwehr, sie möchte nicht versorgt werden.
Bedenken Sie doch, was Tätowierungen vor über 50 Jahren bedeuteten: Seefahrt oder Gefängnis ... Die Dame hat diese Verknüpfung einst gebildet und versteht gerade nicht, was passiert.

4.7 Kleptomanie

Wird über diese Störung gesprochen, erscheint bei vielen Menschen das Bild der wohlhabenden Frau, die regelmäßig einen Lippenstift stiehlt, obwohl sie bereits ausreichend viele Lippenstifte hat und den Lippenstift auch bezahlen könnte.

In der Tat geht es bei dieser Störung nicht um das fehlende Geld, sondern um die Spannung und das Erleben beim Ausführen des Diebstahls.

Die betroffene Person beschreibt gewöhnlich eine steigende Spannung vor der Handlung und ein Gefühl der Befriedigung während und sofort nach der Tat. Zwar versucht sie im Allgemeinen, die Tat zu verbergen, nutzt jedoch nicht alle Möglichkeiten hierzu aus.

Der Diebstahl (in Geschäften oder an anderen Orten) wird allein, ohne Komplizen durchgeführt. Die Betroffenen können Angst, Verzagtheit und Schuldgefühle zwischen den einzelnen Diebstählen zeigen, die aber keinesfalls einen Rückfall verhindern.

Kleptomanie ist gekennzeichnet durch ein wiederkehrendes Versagen, starke Impulse zum Stehlen von Objekten in Abwesenheit eines verständlichen Motives zu kontrollieren (z. B. werden Objektive nicht für den persönlichen Gebrauch oder Geldgewinn erworben). Es gibt einzunehmendes Gefühl von Spannung oder affektiver Erregung vor Fällen von Diebstahl und ein Gefühl von Vergnügen, Aufregung, Erleichterung oder Befriedigung während und unmittelbar nach dem Diebstahl.

4.8 Parkinson-Krankheit

Die Parkinson-Erkrankung finden Sie in der ICD-10 nicht im F-Bereich der psychiatrischen Krankheitsbilder, sondern im G-Bereich Neurologie Krankheitsbilder. Das Krankheitsbild ist nach seinem Erstbeschreiber James Parkinson (1755–1824) bekannt. Umgangssprachlich wird Parkinson auch als »Schüttellähmung« bezeichnet.

Bei dieser Erkrankung handelt es sich um eine neurodegenerative Erkrankung. Es kommt zu einem Untergang von Nervenzellen in der Substantia nigra im Mittelhirn. In diesem Bereich des Gehirns wird Dopamin produziert und gespeichert. Dopamin ist u. a. für Bewegungsabläufe verantwortlich, die Störung der Kontrolle für fließende Bewegungen zeigt sich in den Kardinalsymptomen.

4.8.1 Symptome

Zu den vier Kardinalsymptomen gehören:

1. Bradykinese
   - Verlangsamung willkürlicher Muskelbewegungen
   - Kleinschrittiger Gang
   - Hypomimie, das Gesicht wirkt ausdruckslos
   - Mikrografie, das Schriftbild verkleinert sich beim Schreiben
   - Mitschwingen der Arme ist reduziert
2. Rigor
   - Muskelsteifigkeit
   - Beim Durchbewegen ist ein erhöhter Widerstand zu spüren (Zahnradphänomen)
3. Tremor
   - Zittern
   - Auch bei an den Beinen, Lippen oder Kinn
   - Haltungsinstabilität
4. Gleichgewichtsstörungen

4.9 Psychosen aus dem schizophrenen Formenkreis

Die Begriffe »Psychose« und »Schizophrenie« werden oft als Synonyme benutzt, richtig würde es heißen: »Psychose aus dem schizophrenen Formenkreis«. Die Weltgesundheitsorganisation (WHO) definiert eine Psychose als eine seelische Störung, bei der die Beeinträchtigung der psychischen Funktionen ein solches Ausmaß erreicht hat, dass dadurch Realitätsbezug, Einsicht und die Fähigkeit zu sehr gestört sind, um einigen der üblichen Lebensanforderungen noch zu entsprechen.[34]

[34] Vgl. Stöcker 2021b

4.9.1 Definition

Falls Sie meiner Generation angehören, kennen Sie wahrscheinlich den Film »Einer flog übers Kuckucksnest« mit Jack Nicholson. In diesem Film sehen Sie viele Vorurteile und Klischees zum Krankheitsbild der Schizophrenie. Eine sehr gute Darstellung des Krankheitsbildes zeigt der Film »Das weiße Rauschen« mit Daniel Brühl.

Die Schizophrenie ist eine Erkrankung der Gesamtpersönlichkeit eines Menschen. Es kommt zum Auftreten von Affekt-, Denk-, Ich-, Antriebs- und Wahrnehmungsstörungen sowie Störungen der Psychomotorik. Erkrankte haben einen Realitätsverlust. Aber sie haben keine Orientierungsstörungen!
Bitte verwechseln Sie die Schizophrenie nicht mit einer multiplen Persönlichkeitsstörung. Der Begriff Schizophrenie ist leider etwas irreführend – Schizophrenie (griech. schizein = spalten; phren = Zwerchfell) – und wurde von Eugen Bleuler (1857–1939) geprägt und löste 1911 den Begriff »Dementia praecox« ab. Bleuler wollte damit zum Ausdruck bringen, dass für Erkrankte die Grenzen nach außen fließend sind und ihnen Abgrenzungen zur Umwelt schwerfallen.[35]

Das menschliche Gehirn erhält gleichzeitig Tausende von Eindrücken und muss ständig filtern, welche Eindrücke relevant sind und im Vordergrund stehen sollten. Menschen mit einer schizophrenen Erkrankung erleben alle Informationen gleich intensiv.

4.9.2 Häufigkeit und Verlauf

Jeder hundertste Mensch erkrankt im Laufe seines Lebens an einer Schizophrenie, das ist 1 % der Bevölkerung. Männer und Frauen sind gleich häufig betroffen. Bei einem Drittel der Erkrankten tritt einmal im Leben eine Erkrankungsphase auf. Bei einem zweiten Drittel kann es zu zwei bis drei Pha-

[35] Vgl. Stöcker 2021a

sen kommen, evtl. bleiben Restsymptome vorhanden. Menschen, die dem weiteren Drittel zugehörig sind, bleiben chronisch erkrankt. Das bedeutet, sie haben akute Phasen und behalten, außerhalb der akuten Symptomatik, kontinuierlich Symptome in unterschiedlicher Form und Ausprägung.

4.9.3 Ätiologie – Pathogenese

Wie bei den meisten Krankheitsbildern handelt es sich auch bei der Schizophrenie um eine multifaktorielle Krankheitsentstehung. Die Bezeichnung »multifaktoriell« wird zunehmend vom Begriff »polygen« abgelöst. Das bedeutet, mehrere Faktoren wirken bei der Entstehung zusammen, dazu gehört u. a. die genetische Disposition.

Die Begriffe »Vererbung« und »genetische Disposition« werden häufig fälschlicherweise synonym benutzt. Es gibt allerdings Unterschiede: Bei einer Erbkrankheit (Vererbung) stehen Veränderungen der DNA-Struktur im Vordergrund, die von Generation zu Generation weitergegeben werden. Bei einer (genetischen) Disposition handelt es sich um eine Veranlagung bzw. eine Anfälligkeit für eine bestimmte Erkrankung, die jedoch nicht zwingend auftreten muss.

Auf neurochemischer Ebene wird von einer Erhöhung des Dopamins ausgegangen. Dopamin ist ein Botenstoff, ein »Anpeitscher«, ein »Motivator«, und spielt beim Blutdruck, bei Denk- und Bewegungsabläufen eine Rolle. Der Dopaminspiegel ist bei einer Schizophrenie erhöht.

Psychopharmaka, die bei der Schizophrenie vorwiegend zum Einsatz kommen, sind Antipsychotika (Neuroleptika). Sie versuchen, den erhöhten Dopaminspiegel zu reduzieren. Gelingt dies nicht in normaler Konzentration, v. a. bei klassischen hochpotenten Neuroleptika wie Haloperidol (Haldol®), zeigen die betroffenen Menschen parkinsonähnliche Symptome (Parkinsonoid).

Als weitere Entstehungsfaktoren werden anatomische Veränderungen des Gehirns diskutiert sowie negative Einflüsse während der Schwangerschaft bzw. während der Geburt.

Aus diesen diskutierten Faktoren wurde das sog. »Vulnerabilitäts-Stress-Modell« entwickelt. Es zeigt, wie die genannten Faktoren dazu führen, dass der erkrankte Mensch eine besondere »Dünnhäutigkeit« hat und Stress wesentlich intensiver erlebt als nicht Betroffene. Aus dieser Tatsache heraus können Sie schon einen wesentlichen Faktor für die Pflege und Betreuung ableiten: Vermeiden Sie Stress!

Info
Die ICD-11 unterscheidet nicht mehr in Subtypen, sondern nach dem Verlauf der Erkrankung in erste Episode, multiple Episoden oder kontinuierliche Episoden.*

* Vgl. Lieb K (2019): Intensivkurs: Psychiatrie und Psychotherapie. Elsevier, München

4.9.4 Symptome

Im Folgenden finden Sie Symptome einer Schizophren beschrieben, die auftreten können. Je nach Form der Schizophrenie stehen unterschiedliche Symptome im Vordergrund.

Unterschieden werden dabei Positiv- und Negativ-Symptome. Spätestens seit der Covid-19-Pandemie ist bekannt, dass in der Medizin »positiv« nicht wirklich etwas Gutes ist, sondern etwas vorher nicht Vorhandenes aufgetreten bzw. hinzugekommen ist.

Positiv-Symptome
Die Bezeichnung Positiv-Symptome oder Plus-Symptome soll zum Ausdruck bringen, dass etwas, was im »normalen« Verhalten und Erleben eines Menschen vorhanden ist, nicht vorhanden ist.

4.9.5 Ich-Störungen

Betroffene Menschen haben ihre Ich-Haftigkeit verloren. Dazu gehört die Depersonalisation. Der Körper oder Körperteile werden als fremd bzw. als nicht zugehörig erlebt. Ähnliches wird z. B. auch bei einem Apoplex beschrieben. Die betroffene Körperhälfte wird nicht wahrgenommen, die Erkrankten wissen jedoch, dass es ihr eigener Körperteil ist. Bei der Derealisation wird die Umgebung als fremd bzw. andersartig erlebt.

Weiterhin gehören der Gedankenentzug, die Gedankenausbreitung und das Gefühl der Gedankeneingabe zu den Ich-Störungen.

Beispiel **Ich-Störungen**

Gedankeneingabe
»Die Gedanken sind nicht meine, die kommen von den Strahlen meines i-Pads«.

Gedankenentzug
»Meine Gedanken werden mir einfach weggenommen. Wie mit einer Saugglocke.«

Gedankenausbreitung
»Alle Menschen um mich herum wissen, was ich denke. Sie können meine Gedanken lesen.«

4.9.6 Halluzinationen

Betroffen sein können alle Sinneskanäle: Sehen, Hören, Riechen, Schmecken, Fühlen und der vestibuläre Sinn. Im Vordergrund stehen akustische Halluzinationen, u. a. imperative Stimmen, kommentierende Stimmen und Stimmen, die einen Dialog führen.

Stellen Sie sich kurz Folgendes vor: Sie sitzen im Dienstzimmer und konzentrieren sich auf die Dokumentation, die Sie noch zu führen haben und im

Raum sind viele Kollegen, die reden und Sie werden immer wieder aus Ihrer Konzentration gerissen. Menschen mit akustischer Halluzination erfahren Ähnliches, jedoch ist niemand da, der spricht. Sie hören z. B. Stimmen, die ihnen etwas befehlen, im extremen Fall, sich zu töten. Oder Stimmen, die einen Dialog führen über die betroffene Person oder das Handeln der Person wird kommentiert: »Da sitzt sie wieder, guck mal, wie sie wieder aussieht, was für eine Schande...« Kurzum: Halluzinationen können sehr belastend und gefährlich sein.

Tipp

Besprechen Sie in einer stabilen Phase mit dem Betroffenen, wie stark die Stimmen Einfluss nehmen. Erstellen Sie mit ihm gemeinsam ein Stimmenparameter. 0 bedeutet: keine Stimmen, 10 bedeutet: Die Stimmen sind so stark, dass er keine Abwehr mehr hat.
Bei welcher Zahl werden die Stimmen zu einflussreich, sodass die Kontrolle von den Stimmen übernommen wird?

Was ist dann zu tun? Beispielsweise Medikamente prüfen, Reize reduzieren, Rückzug ins Zimmer, Stress reduzieren usw. Beziehen Sie den Erkrankten unbedingt mit ein. Ihr Motto sollte sein: Verhandeln statt behandeln.

4.9.7 Wahn

Ein Wahn ist eine inhaltliche Denkstörung. Etwas Reales wird umgedeutet. Stellen Sie sich Folgendes vor: Sie stehen in Köln auf der Domplatte, hinter Ihnen ist der Kölner Dom, vor Ihnen sind viele Menschen, die fotografieren. Bei einer inhaltlichen Denkstörung sind Sie davon überzeugt, dass Sie fotografiert werden, auch wenn es in Wirklichkeit der Dom ist. Wichtig zu verstehen ist, dass der Wahn erst einmal nicht korrigierbar ist.

Wahninhalte: Vergiftungswahn, Beziehungswahn, Verfolgungswahn, religiöser Wahn, Beeinträchtigungswahn usw..

Beispiel **Die mutmaßliche Vergiftung**

Ein Bewohner ist überzeugt, dass seine Getränke vergiftet sind. Er trinkt nichts mehr. Was bieten Sie ihm an?

- Sie könnten ihn eine geschlossene Flasche öffnen lassen.
- Sie könnten gemeinsam mit ihm Kaffee oder Tee kochen.
- Sie könnten sich ebenfalls etwas zu trinken eingießen und vor dem Bewohner trinken.

4.9.8 Negativ-Symptome

Die Bezeichnung Negativ- oder Minus-Symptome soll zum Ausdruck bringen, dass etwas, was im »normalen« Verhalten und Erleben eines Menschen vorhanden ist, reduziert ist. Kennzeichen sind:

- Anhedonie
  - Vergnügen bzw. Freude wird kaum bzw. nicht empfunden
- Alogie
- Affektverflachung (Verarmung des Fühlens sowie der Ausdrucks- und Reaktionsfähigkeit)
- Verarmung der Sprache
- Apathie
- Mangel an Energie und Antrieb
- Asozialität (fehlende Konfliktfähigkeit)
- Aufmerksamkeitsstörungen
- Konzentrationsstörungen
- Formale Denkstörungen
- Konkretismus
  - Begriffe werden konkret interpretiert (z. B. »mit etwas hinterm Berg halten« wird so verstanden, dass wirklich etwas hinter einem Berg liegt)
- Neologismen
  - Wortneubildungen, z. B. »Verbandsdreieck« (nicht mit Scrabble verwechseln, beim Spiel werden auch schon einmal neue Worte kreiert, um Punkte zu sammeln)

- Asozialität
  - eingeschränkte, bzw. fehlende Konfliktfähigkeit
- Zerfahrenheit
  - Gedanken verlieren den Zusammenhang
- Paralogik
  - verzerrte Logik
  - Argumentationen sind verzerrt
- Vorbeireden, Sperrung der Gedanken, Gedankenabreißen
- Denkverlangsamung
- Lockerung der Assoziation
- Affekt- und Kontaktstörungen
- Läppischer (alberner, überdrehter) Affekt
  - Gefühlseinbrüche, Angst, Ärger, Glückseligkeit
- Ambivalenz (gleichzeitige Existenz widersprüchlicher Gefühlsregungen)
- Affektverflachung, -verarmung
- Das Fühlen ist flacher, auch im Ausdruck und in der Reaktion
- Paramimie
  - augenblickliche Mimik passt nicht zur Situation
- Parathymie
  - Situation und Gefühlsäußerungen passen nicht zusammen
- Katatone Bewegungsstörungen
  - Befehlsautomatismen
  - automatisches Ausführen von Aufforderungen
  - Bewegungsstereotypien
  - Wiederholen von Bewegung
  - Echolalie
  - Wiederholen von Gehörtem
  - Echopraxie
  - Wiederholen von Gesehenem
  - Katalepsie
  - Beibehalten von bizarren Körperhaltungen
  - Mutismus
    - Nicht sprechen, obwohl die Fähigkeit vorhanden ist
- Negativismus
  - Das Gegenteil einer Aufforderung wird durchgeführt

4.9.9 Pflege und Betreuung

Sie erkennen anhand der Symptome, dass der erkrankte Mensch die Beziehung zum eigenen Ich verloren hat. Er erleidet einen Realitätsverlust und fühlt sich nicht mehr sicher. Er fühlt sich von außen beeinflusst und erkennt bestimmte Zusammenhänge nicht mehr. Es kann vorkommen, dass er sich bedroht fühlt und das Gefühl entwickelt, dass die Welt um ihn herum zerfließt.

Tipp

Geben Sie den Menschen Sicherheit: Seien Sie verbindlich in Ihren Absprachen und Vereinbarungen!

Vermeiden Sie bei Menschen mit einer Schizophrenie unbedingt Stress. Wie aus dem Vulnerabilitäts-Stress-Modell ersichtlich ist, ist der empfundene Stresspegel (die eigene Messlatte für empfunden Stress) sehr gering. So kann schon das morgendliche Aufstehen einen erhöhten Druck auslösen. Menschen, die Stimmen hören, ziehen sich evtl. ins Bett zurück, um die Reize zu reduzieren. Besprechen und klären Sie mit den erkrankten Menschen, am besten in einer stabilen Phase, was gemeinsam zu unternehmen ist. Treffen Sie mit Ihrem Bewohner klare Vereinbarungen, dazu dient Ihnen Ihre Dokumentation. Damit der »rote Faden« eingehalten wird, sollten alle an der Pflege und Betreuung Beteiligten den Maßnahmenplan kennen und sich daranhalten.

Sie sollten Ich-Störungen, Halluzinationen und einen Wahn weder bestätigen noch verneinen. Bei einer Bestätigung könnte es sein, dass der Bewohner keine Medikamente mehr nimmt und/oder andere Therapien ablehnt. Schließlich haben Sie gesagt, dass seine Wahrnehmung stimmt. Bei einer Verneinung könnte es passieren, dass der Bewohner den Kontakt abbricht. Schließlich glauben Sie ihm nicht. Wie bereits gesagt ist eine tragfähige Beziehung im Kontakt mit Menschen mit einer psychischen Erkrankung wichtig.

Finden Sie »die goldene Mitte« und bleiben Sie in Kontakt. Sie können dem Bewohner etwa anbieten, dass Sie seine Wahrnehmung anerkennen, aber er auch die Ihre, die etwas anders ist. So können Sie im Kontakt bleiben. Es ist wie immer im Leben: Wenn Sie anderer Meinung sind und Ihr Gegenüber auf seiner besteht, entsteht Stress. Wenn jemand Ihre Meinung jedoch anerkennt und Sie bittet, auch seine Meinung zu akzeptieren, steigen sofort Ihre Chancen, im Kontakt zu bleiben. Sie sollten ggf. ein anderes Gesprächsthema wählen.

Eine Schizophrenie verläuft in Phasen. Der wirkliche Profi ist meist der erkrankte Mensch, d. h. er kennt seine Krankheit. Die meisten Erkrankten spüren vor einer akuten Phase Veränderungen. Sie fühlen sich »anders«, z. B. beschreiben sie sich als unruhig, ängstlich, trinken mehr Kaffee, rauchen mehr und/oder klagen über schlechteren Schlaf. Das ist die sog. Prodromalphase (Frühsymptome).

Besprechen Sie diese Phasen mit Ihren Bewohnern und vereinbaren Sie mit ihnen, was zu tun ist, wenn solche Wahrnehmungen auftreten. Dazu gehören eine Reizabschirmung, eine Überprüfung der Medikation und das Vermitteln von Sicherheit.

Risperdal® ist ein Antipsychotikum (früherer Begriff: Neuroleptikum, Mehrzahl: Neuroleptika/Antipsychotika). Unterschieden werden atypische Neuroleptika und klassische Neuroleptika. Die klassischen werden noch weiter in hochpotente und niederpotente eingeteilt. Bekannte Antipsychotika sind u. a.:

Hochpotente klassische Neuroleptika: Haloperidol (Haldol®), Benperidol (Glianimon®)

Atypische Neuroleptika: Clozapin (Leponex®), Olanzapin (Zyprexa®), Risperidon (Risperdal®)

Beispiel **Ein Doublebind ist unlösbar**

Stellen Sie sich Folgendes vor: Ich schenke Ihnen einen blauen und einen roten Kugelschreiber. Sie schreiben mit dem Roten und ich frage, ob Ihnen etwa der blaue Kugelschreiber nicht gefällt. Sie schreiben mit dem Blauen und ich frage Sie, ob der rote Kugelschreiber nicht gut genug für Sie sei. Das ist ein unlösbarer Konflikt und Sie würden mich jetzt sicherlich fragen, ob es mir noch gut.
Menschen mit einer Schizophrenie können solche Konflikte nicht lösen.

Ein geregelter Schlaf ist für erkrankte Menschen sehr wichtig. Sie benötigen grundsätzlich einen geregelten Tagesablauf und genügend Ruhephasen. Denken Sie an die vorhandene »Dünnhäutigkeit« und die Anfälligkeit für Stress. Die empfundene Messlatte ist wesentlich niedriger als bei Nichterkrankten und sollte gut mit dem Betroffenem besprochen werden.
Zeigt der Mensch Unruhe, versuchen Sie zu eruieren, ob diese krankheits- oder medikamentenbedingt ist. Besprechen Sie mit ihm, wie er es empfindet: von außen gesteuert oder kann er Einfluss nehmen?

Führen Sie als Betreuungsangebote keine Entspannungsverfahren durch, v. a. keine Fantasiereisen. Bedenken Sie bitte, dass diese Erkrankten eine veränderte Realitätswahrnehmung haben.

Bauen Sie eine tragfähige Beziehung auf. Das Erlebte kann beim Erkrankten oft zu Angst und Unsicherheit führen, Ihr Bewohner braucht aber Stabilität und Sicherheit. Dies erreichen Sie durch Wertschätzung seiner Person und Verbindlichkeit in Ihren Aussagen. Alle Teammitglieder sollten an einem Strang ziehen.

Schaffen Sie ein Milieu, in dem der erkrankte Mensch sich angenommen und akzeptiert fühlt. Er hat in seinem Leben schon sehr viel Abneigung erfahren. Von vielen Betroffenen haben sich im Laufe der Jahre Angehörige und Freunde abgewendet. Falls es noch Angehörige und/oder Zugehörige gibt, unterstützen Sie den Bewohner, trotz oft vorhandener Verständigungsschwierigkeiten, den Kontakt zu halten.

Tipp

Besuchen Sie doch mal ein Psychoseseminar.
Dort treffen sich professionell Tätige, Angehörige und Erkrankte zum gemeinsamen Austausch. Veranstaltungsorte finden Sie hier: https://www.trialog-psychoseseminar.de

Wenn erkrankte Menschen das subjektive Gefühl haben, dass es ihnen gut geht, also der Leidensdruck nicht mehr akut ist, kann es sein, dass die Einnahme der Medikamente verweigert wird. Vor allem, wenn die Nebenwirkung als belastend empfunden werden. Verweigert werden können die Medikamente auch, wenn der Mensch mit einer Schizophrenie Vergiftungswahn entwickelt.

Bei einer Verweigerung der Medikamente können Sie folgendermaßen vorgehen:

- Geben Sie dem Betroffenen Zeit und bieten Sie die Medikamente später erneut an.
- Lassen Sie den Betroffenen die Medikamente selbst aus der Verpackung nehmen.
- Nehmen Sie die Wünsche des Betroffenen ernst, üben Sie keinen Druck aus.

Auf keinen Fall dürfen die Medikamente »heimlich« in Getränken verabreicht werden. Das gilt strafrechtlich als Körperverletzung!

Für Erkrankte mit einer geringen Compliance kann es sinnvoll sein, dass der Facharzt Depot-Neuroleptika i. m. verabreicht. So kann der Medikamentenspiegel aufrechterhalten werden. Depot-Medikamente werden intramuskulär verabreicht und wirken, je nach Wirkstoff, zwischen zwei und vier Wochen. Achten Sie bitte weiterhin auf die regelmäßigen Besuche beim Facharzt.

Wichtig

Menschen mit einer Schizophrenie haben ein erhöhtes Suizidrisiko! Sie müssen als Pflegekraft immer damit rechnen, dass Medikamente nicht eingenommen, sondern gesammelt werden, um später damit Suizid zu begehen.

Stärken Sie nach Möglichkeit das Selbstwertgefühl des Erkrankten. Loben Sie ihn, wenn er sich an Vereinbarungen hält, wenn er etwa sein Zimmer in Ordnung hält, seine Körperpflege umsetzt und an Beschäftigungen teilnimmt. Für Menschen mit einer Schizophrenie ist das nicht immer einfach.

Bei »Verweigerungen« haben sich »Belohnungen« bewährt, sog. Token. Dazu benötigen Sie Taler oder Jetons o. ä., die für einen bestimmten Wert stehen. Das funktioniert wie folgt:
Sie vereinbaren mit dem Bewohner, unter welchen Bedingungen er was bekommt. So bekommt er etwa einen Token mit dem Wert X, wenn morgens die Körperpflege stattfindet, fürs Zimmeraufräumen erhält er einen Token mit Wert Y usw.
Wenn der Bewohner eine bestimmte Summe erreicht hat, kann er den Wert gegen etwas für ihn Erstrebenswertes einlösen. Das kann ein Eis sein, ein Kinobesuch usw.
Wichtig ist hier, dass Sie klare Absprachen mit dem Bewohner treffen und sich alle Mitarbeiter des Teams daran halten.
Wenn Ihr Bewohner sich zurückzieht und lieber im Bett bleibt, muss das nicht zwingend »nur« Bequemlichkeit sein. Menschen verfügen grundsätzlich über Selbstpflegefähigkeiten. Das bedeutet, Erkrankte haben ein Gespür dafür, was sie gerade brauchen und das kann auch ein Rückzug sein. Eruieren Sie mit der zu pflegenden Person die Gründe. Es kann sein, dass Erkrankte die Bettdecke über den Kopf ziehen, um die Stimmen zu reduzieren, oder dass imperative Stimmen ihnen befehlen, im Bett zu bleiben. Bedenken Sie bitte das Stimmenbarometer: Besprechen Sie mit dem Bewohner, wie stark die Stimmen sind. Wie Sie es von der Schmerzerfassung kennen, erfragen Sie beim Bewohner die Intensität der Stimmen: 0 = keine, 10 = die intensivsten Stimmen.

Ab wann kann sich der Erkrankte nicht mehr gegen seine Stimmen wehren? Ab wann muss gehandelt werden? Diese Zahl muss individuell besprochen werden, das gilt auch für die Maßnahmen.

4.10 Zwangsstörungen

Zwangsstörungen gehören im ICD-10 zu den Neurotische-, Belastungs- und somatoforme Störungen. In der ICD-11 werden sie in eine Gruppe zusammengefasst, in der Störungen beschrieben werden, die sich durch wiederholende Gedanken und repetitiven Verhaltensweisen zeigen. 4

Definition **Zwangsstörungen**

Unter der Bezeichnung Zwangsstörungen werden Impulse, Handlungen und Gedanken zusammengefasst, die sich dem erkrankten Menschen aufdrängen. Der Mensch kann sich dagegen nicht wehren.

4.10.1 Häufigkeit – Epidemiologie

Der Krankheitsbeginn liegt in der Kindheit oder im frühen Erwachsenalter.

4.10.2 Ätiologie und Pathogenese

Im Rahmen einer psychodynamischen Theorie wird von einer Fixierung auf die anale Phase gesprochen. Das Kleinkind »spielt« mit seiner Ausscheidung, die Bezugsperson nimmt das Kind und wäscht es, erst wenn es wieder sauber ist, bekommt es Lob.

Bei den lerntheoretischen Aspekten wird von einem Lernen am Modell und/oder von einem konditionierten Verhalten ausgegangen. Wenn eine Handlung nicht durchgeführt wird, entsteht Angst. Das »unsinnige« Handeln sich ständig die Hände zu waschen ist bekannt, jedoch wird es nicht durchgeführt entsteht Angst. Um diese zu vermeiden, werden die Hände gewaschen. Aus einer neurochemischen Ebene steht eine Dysbalance der Transmittersysteme im Vordergrund.

4.10.3 Symptome

Zwangsimpulse: Sie sind gegen den Willen des erkrankten Menschen aufdrängende Handlungsimpulse, z. B. aggressive Handlungen bei anderen Menschen durchzuführen. In der Regel wird dem Impuls nicht nachgegeben, es besteht aber eine Angst davor.

Zwangshandlungen: Sie sind gegen den Willen ausgeführte Handlungen. Dazu zählen typischerweise der Waschzwang, Ordnungszwang oder der Kontrollzwang.

Zwangsgedanken: Sie sind immer wieder sich aufdrängende Gedanken.

4.10.4 Pflege und Betreuung

Kein Tätiger in einer stationären Langzeitpflege hat einen therapeutischen Auftrag. Akzeptieren Sie den Menschen grundsätzlich, er hat bereits genug Ängste, die er durch seinen Zwang versucht zu kompensieren. Geben Sie ihm Möglichkeiten Erfolg zu haben. Stärken zu stärken ist grundsätzlich besser, als zu erleben, was alles nicht mehr möglich ist. Schauen Sie in die Biografie des erkrankten Menschen und finden Sie mit ihm gemeinsam Themen die wichtig sind, z. B. aus beruflichen Bereichen oder Hobbies. Vielleicht gelingt es Ihnen dadurch, dass der Bewohner statt 50-mal die Hände zu waschen, die Hände »nur« noch 30-mal wäscht.

Wichtig

Achten Sie z. B. bei einem Waschzwang bitte auf eine gute Hautpflege.

5 Ergänzende Maßnahmen

In diesem Kapitel lesen Sie erwähnte Optionen und weitere Maßnahmen. Bitte berücksichtigen Sie immer die Individualität der Bewohner.

5.1 Basale Stimulation®

Die Basale Stimulation® wurde von Prof. Andreas Fröhlich entwickelt und von Prof. Christel Bienstein für pflegerische Versorgungen modifiziert. Ein Leitgedanke der Basalen Stimulation ist, dass »eigene Leben zu spüren«.[36] »Basal« meint, dass basale und sehr früh entwickelte Sinne eines Menschen angeregt bzw. stimuliert werden. Es geht jedoch nicht darum, einfach Sinne anzubieten, im schlimmsten Fall zu überreizen, sondern individuell für den Mensch die Reize konkret und sinnvoll anzubieten.

Wenn Sie »basal pflegen« beachten Sie wichtige Grundaussagen, dazu gehört, dass Sie bei der körpernahen Versorgung eine Hand am Körper des Pflegebedürftigen lassen. Sonst erfährt er einen »On-Off« Kontakt. Dieses anfassen – loslassen, kann sehr irritierend sein.

Prof. Christel Bienstein hat erkannt, dass die Körperhaare nach einem Hygienesystem aufgebaut sind. Sie hat diesbezüglich verschiedene Möglichkeiten beschrieben, wie Ausstreichungen des Körpers wirken. Als Grundaussagen wird festgestellt, dass ein Ausstreichen mit Haarwuchsrichtung

[36] Vgl. Buchholt T. (2009): Basale Stimulation® in der Pflege alter Menschen. Huber, Bern.

entspannend wirken kann und eine Ausstreichung entgegen der Haarwuchsrichtung anregend wirkt. Entscheidend – eine Hand bleibt am Körper.

Basale Stimulation sollte als generelle Haltung gesehen werden und nicht mal stattfinden und mal nicht. Hier steht nicht der Zeitfaktor im Vordergrund. Ob mit einem Waschlappen einfach über den Körper hin- und her gewischt wird, oder in Haarwuchsrichtung, ist eine Frage des Wissens und der Haltung.

Nutzen Sie zusätzlich noch Aromen für den olfaktorischen Reiz, wie etwa die beschriebenen Fruchtsauger für den gustatorischen Reiz. Teilen Sie den Menschen immer mit, was Sie machen. Diese Informationen sollten grundsätzlich stattfinden, auch wenn Sie innerhalb des Raumes etwas durchführen, wie z. B. *»Ich stelle jetzt den Stuhl vom Tisch auf die andere Seite.«*

Zeigen Sie Angehörigen, wie sie eine basale Unterarm-/Handmassage durchführen können. So können Pflegebedürftiger und Angehöriger wertvolle und körpernahe Erfahrungen machen.

5.2 Handpuppen, Stofftieren und mehr

Der Einsatz von Handpuppen hat etwas mit Würde und Haltung zu tun. Grundsätzlich bieten Sie alles einem erwachsenen Menschen an, der natürlich nie wieder zum Kind wird. Falls der sterbende Mensch etwas zum Festhalten braucht, etwas in den Arm nehmen möchte, können eine Handpuppe, Puppe oder Stofftier wertvolle Dienste leisten. Besonders Frauen, die ein tiefes Bedürfnis nach Fürsorge haben, können davon profitieren.

5.3 Zigaretten einteilen

Sie werden in der Praxis immer wieder den Fall haben, dass Sie für Bewohner Zigaretten einteilen müssen. Das ist für alle Beteiligten eine unangenehme Situation. Für Sie, denn Sie müssen einem erwachsenen Menschen seine eigenen Zigaretten einteilen und ständig Diskussionen führen, und für den Bewohner, der sich ständig als Bittsteller fühlt. Sie haben jedoch oft keine andere Möglichkeit. Wenn der Bewohner nur eine kleine Summe an Taschengeld bekommt und starker Raucher ist, gibt es kaum eine Alternative. Bewohner können sich meist die Zigaretten nicht selbst organisieren. Haben Sie eine ganze Schachtel, ist sie auch schon weggeraucht. Also hilft nur eines, die Zigaretteneinteilung

- Besprechen Sie mit dem Bewohner, dass Sie diese Maßnahme auch nicht favorisieren, erläutern Sie Ihr Dilemma.
- Vereinbaren Sie eine feste Zeit, z. B. immer zur vollen Stunde gibt es eine Zigarette. Alle Mitarbeiter*innen haben sich an diese Vereinbarung zu halten. Geschieht das nicht, führt das zur Irritation beim Bewohner, der im schlimmsten Fall das Gefühl bekommt, er müsse betteln. Das ist nicht wertschätzend.

Absprachen sind dafür da, dass sie eingehalten werden. Auf Dauer sind sie so für den Bewohner klar und verlässlich. Und entlasten auch die Mitarbeiter!

6 Dokumentation

Lehnt ein Bewohner Aktivitäten ab, ist es eine grundsätzliche professionelle Aufgabe zu eruieren, welche Gründe sich dahinter verbergen:

Angst vor Blamage/Scham

- Fragen können nicht beantwortet werden,
- bedingt durch einen Tremor können Handlungen nicht durchgeführt werden
- Toilettengänge, die nicht durchgeführt werden können
- Umgebung wird nicht als vertraut empfunden
- Personal oder andere Menschen werden nicht erkannt
- Andere Bewohner rufen, schreien
- usw.

Ärger durch

- Störungen
- Der Bewohner hat schon mehrmals gesagt, er möchte nicht teilnehmen
- Und vieles mehr
- Uhrzeit ist nicht stimmig
- Angebot passen nicht zum Bewohner
- usw.

Müdigkeit

- Medikamentengabe/Uhrzeiten sind nicht passend
- Uhrzeit der Betreuung ist zu früh/zu spät
- Der Blutdruck ist zu niedrig
- Langeweile – Unterforderung/Überforderung
- usw.

Kennen Sie die Einflussfaktoren, gilt es, diese zu berücksichtigen und nach Möglichkeit zu beseitigen bzw. anzupassen. So bieten Sie etwa vor der Betreuung einen Toilettengang an, wählen eine andere Uhrzeit für ein Angebot, oder bieten alternative Angebote an usw.

Wenn ein Bewohner etwas nicht möchte, dann ist dies zu akzeptieren und wird in seine individuelle Planung so aufgenommen!

Ein Bewohner steht vor Ihnen und schreit Sie an: *»Ich haue dir gleich eine in die Fresshacke, du Luder!«*

Was dokumentieren Sie jetzt? Richtig, den genauen Wortlaut als Zitat. Bitte dokumentieren Sie die Realität, keine Interpretationen. Oft sind in der Dokumentation Sätze zu finden, wie »ist herausfordernd, ungehalten und will auf keinen Fall« ... »ist aggressiv...« Das ist ungenau und vom Betrachter abhängig. Bei einem wörtlichen Zitat kann jeder erkennen, was passiert ist.

Abgesehen davon, dass im Begutachtungsinstrument bei Kognition/Kommunikation/Verhaltensweisen, das Item »verbal aggressiv« bei einer täglichen Aussage 5 Punkte anerkannt werden.

Schlusswort

Sie merken an vielen Fallbeispielen, wie wichtig Nähe und Kontakt für Menschen wichtig ist. Überlegen Sie kurz, wie viel Stunden die Menschen in der Einrichtung verbringen: 24 Stunden, 7 Tage die Woche, 30 Tage im Monat... Die Räumlichkeiten sind begrenzt. Die Menschen können sich nicht frei bewegen. Sie werden von anderen Menschen versorgt und manchmal reglementiert. Sie haben sich ihren Lebensalltag anders vorgestellt.

Wenn Sie sich die einzelnen Fallbeispiele in diesem Buch anschauen, werden Sie feststellen, dass es oft Schicksale sind, die von Verlust und Alleinsein geprägt sind. Menschen brauchen Kontakte und Beziehungen, das Gefühl, etwas wert zu sein und Nähe. Gleichfalls möchten Menschen nicht reglementiert werden. Dagegen wird sich jeder Mensch wehren wollen.

Ich hoffe, ich konnte Ihnen die verschiedenen Sichtweisen nahebringen und somit ein Verstehen erreichen.

Sie werden auch nicht immer alle Informationen über einen Bewohner haben – genau da eignet sich die Fallbesprechung: Sie können gemeinsam auf eine Spurensuche gehen, eine erste Maßnahme planen, durchführen, evaluieren und dann ggfs. umsteuern.

Ich möchte Ihnen hiermit ausdrücklich Mut machen: Nutzen Sie Ihre Fantasie, haben Sie Mut für Veränderungen, für andere Optionen und geben Sie sich und den Bewohner*innen Zeit!

Zeit übrigens, die Sie durch gut geplante Fallbesprechungen einsparen!

Literatur

Beikirch E, Nolting HD, Wipp M (2017): Dokumentieren mit dem Strukturmodell. Vincentz, Hannover.

Böhm E (2018): Psychobiographisches Pflegemodell nach Böhm. Maudrich, Wien.

Bogatzki U, Bogatzki A (2019): Nicht-medikamentöse Interventionen bei Schmerz. Schlütersche, Hannover

Buchholt T (2009): Basale Stimulation® in der Pflege alter Menschen. Huber, Bern.

Bundesgesundheitsministerium. (20. 02 2022): Bundesministerium. https://www.bundesgesundheitsministerium.de/service/begriffe-von-a-z/a/alkohol.html

Butler D (2016): Schmerzen verstehen. Springer, Berlin.

Charta zur Betreuung schwerstkranker und sterbender Menschen in Deutschland. https://www.charta-zur-betreuung-sterbender.de/die-charta.html

Deininger-Schädle H (1997): Praktische psychiatrische Pflege. Psychiatrie Verlag, Bonn.

Dilling H (2014): Internationale Klassifikation psychischer Störungen. Huber, Bern.

Deutsches Netzwerk für Qualitätsentwicklung in der Pflege (DNQP) (2014): Expertenstandard Förderung der Harnkontinenz in der Pflege. Osnabrück.

Deutsches Netzwerk für Qualitätsentwicklung in der Pflege (DNQP) (2015): Expertenstandard Pflege von Menschen mit chronischen Wunden. Osnabrück.

Deutsches Netzwerk für Qualitätsentwicklung in der Pflege (DNQP) (2017): Expertenstandard Ernährungsmanagement zur Sicherung und Förderung der oralen Ernährung in der Pflege. Osnabrück.

Deutsches Netzwerk für Qualitätsentwicklung in der Pflege (DNQP) (2020): Expertenstandard Schmerzmanagement in der Pflege. Osnabrück.

Deutsches Netzwerk für Qualitätsentwicklung in der Pflege (DNQP (2022): Expertenstandard Sturzprophylaxe in der Pflege. Osnabrück.

Ekman P, Rosenberg EL (2020): What The Face Reveals. Oxford University Press, Oxford

Falkai P (2022): Psychiatrie, Psychosomatik und Psychotherapie. Thieme, Stuttgart.

Feil N, de Klerk-Rubin, V (2023): Validation. Reinhardt, München

GKV (2021): Richtlinien des GKV-Spitzenverbandes zur Feststellung der Pflegebedürftigkeit. Essen, Berlin.

Graefe KH (2016): Pharmakologie und Toxikologie. Thieme, Stuttgart.

Hindrichs S (2017): Kognition/Kommunikation und Verhaltensweisen. Vincentz, Hannover.

Hindrichs S (2018): Expertenstandards praktisch anwenden. Vincentz, Hannover.

Hindrichs S (2020): Expertenstandards to go. Vincentz, Hannover.

Izard C (o. J.): Die Emotionen des Menschen. Beltz, Weinheim.

Kreismann J (2000): Ich hasse dich – verlass mich nicht. Kösel, Kempten.

Kriesten U (2021): Praxisanleitung – gesetzeskonform, methodenstark & innovativ. Schlütersche, Hannover.

Krohwinkel M (2007): Rehabilitierende Prozesspflege am Beispiel von Apoplexiekranken. Huber, Bern.

Krohwinkel M (2013): Fördernde Prozesspflege mit integrierten ABEDLs. Huber, Bern.

Lieb K (2019). Intensivkurs: Psychiatrie und Psychotherapie. Elsevier, München.

Marriner-Tomey A (1992): Pflegetheoretikerinnen und ihr Werk. Recom, Basel.

Möller HJ (2015): Psychiatrie, Psychosomatik und Psychotherapie. Thieme, Stuttgart.

MDS & GKV (2016): Richtlinien des GKV-Spitzenverbandes zur Feststellung der Pflegebedürftigkeit. Essen.

MDS & GKV (2017): Richtlinien des GKV-Spitzenverbandes zur Feststellung der Pflegebedürftigkeit nach dem XI. Buch des Sozialgesetzbuches. Essen.

Stöcker M (2019): Ein Instrument ist so gut wie der Mensch, der es spielt. Das gilt auch für die SIS®. QM-Praxis in der Pflege, S. 22–25.

Stöcker M (2020-VCH): Pflege mit dem Strukturmodell für Dummies. Wiley, Weinheim.

Stöcker M (2021a): Pflege mit dem Strukturmodell. Wiley, Weinheim.

Stöcker M (2021b): Praxislehrbuch Heilpraktiker für Psychotherapie. Haug bei Thieme, Stuttgart.

Stöcker M (2022a): Der Anti-Stress Ratgeber für Pflege- und Betreuungskräfte. Schlütersche, Hannover.

Stöcker M (2022b): Pflege bei psychiatrischen Krankheitsbildern. Schlütersche, Hannover.

Stöcker M (2022c): Würde und Professionalität. In Pflege und Betreuung mit dem Sterben umgehen. Vincentz, Hannover.

Thieme (2015): Pflege I care. Thieme, Stuttgart.

Wallesch CW (2017): Demenzen. Thieme, Stuttgart.

Weckert A (2023): Die vier Schritte der Gewaltfreien Kommunikation für Dummies. Wiley, Weinheim.

Windangel H (2022): Krankheitsbild Multiple Sklerose. CNE.fortbildung, S. 2–16. Thieme, Stuttgart.

Wipp M, Stöcker, M (2021): Das pflegerische Fachgespräch. Schlütersche, Hannover.

Register

Kompaktes Wissen für eine angemessene Pflege

Pflege PRAXIS

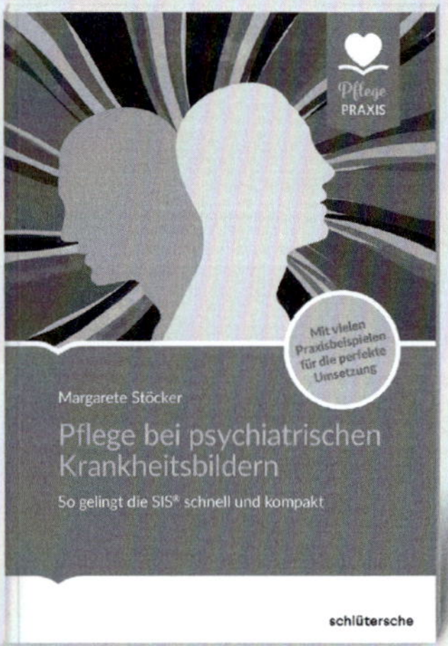

Margarete Stöcker

Pflege bei psychiatrischen Krankheitsbildern

So gelingt die SIS® schnell und kompakt

264 Seiten, Softcover
ISBN 978-3-8426-0890-0
€ 34,00 [D] · € 35,00 [A]

Auch als E-Book erhältlich

- Rund 25 Prozent der über 65-Jährigen leiden an psychischen Problemen
- Psychiatrische Krankheitsbilder kompakt erklärt
- Jedes Kapitel enthält Fallbeispiele und eine ausgefüllte SIS® mit Maßnahmenplan

»Mit diesem Wissen kommen Sie schnell zu konkreten Maßnahmen und einer tragfähigen Beziehung.«

Margarete Stöcker

Änderungen vorbehalten.

buecher.schluetersche.de